노화 브레이크
자율신경을 잡아라

JIRITSU SHINKEI WO MAMORU 60SAI KARANO SEIKAI
ⓒ2023 Hiroyuki Kobayashi
Originally published in Japan in 2023 by MAGAZINE HOUSE CO., LTD. TOKYO.
Korean translation rights arranged with MAGAZINE HOUSE CO., LTD. TOKYO,
through Japan UNI Agency Inc., TOKYO and Imprima Korea Agency, Seoul

이 책의 한국어판 저작권은 Japan UNI Agency Inc.와 Imprima Korea Agency를 통해
Magazine House Co., Ltd.와의 독점계약으로 전나무숲에 있습니다.
저작권법에 의해 한국 내에서 보호를 받는 저작물이므로 무단전재와 무단복제를 금합니다.

오늘부터 건강수명을 되찾는 '자율신경 리셋 습관'

노화 브레이크
자율신경을 잡아라

고바야시 히로유키 지음 | 배영진 옮김

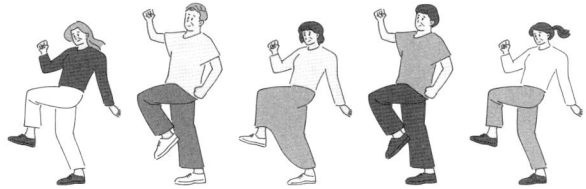

전나무숲

머리글

건강수명의 열쇠는
자율신경이 쥐고 있다

2000년도에 세계보건기구(WHO)가 '건강수명'을 제창하면서 '건강하게 사는 기간을 어떻게 늘릴 것인가'에 대한 관심이 높아지기 시작했다. '병에 시달리지 않고 건강하게, 타고난 수명을 누리며 아프지 않고 일생을 마치고 싶다'는 건 모든 사람의 바람이겠지만, 이것은 정말로 어려운 일이다.

일본 후생노동성의 간이생명표(연령별 사망률을 기초하여 작성한 생명표)에 따르면, 2021년 일본인의 기대수명(평균수명)은 남성이 81.47세, 여성이 87.57세다. 기대수명과 건강수명의 차이는 남성 8.73년, 여성 12.06년이었다. 그리고 앞으로 기대수명이 늘어날수록 건강수명과의 차이가 커질 것으로 우려된다. 그렇게 되면 건강에 대한 걱정에, 의료비나 간병비에 대한 압박까지 더해져 사회적으로 큰 문제가 될 것이다.

여기서 한 가지 확인하고 싶다. 여러분은 '병들지 않은 상태가 곧 건강'이라고 생각하는가? 만약 그렇게 여긴다면, 컨디션이 나쁘거나 몸이 무겁게 느껴지더라도 "병이 아니니까 건강에 문제없어!"라고 말하는 것과 같다. 하지만 그것이 맞는 생각일까?

우리가 건강하고 충실하게 일상을 살아가는 데는, 병에 걸리지 않는 것뿐만 아니라 몸과 마음이 조화를 이루는 것도 중요하다. 즉 온전한 건강을 유지하려면 '자율신경의 균형'이 필수다.

고민과 스트레스가
자율신경의 균형을 흩뜨린다

자율신경은 인체의 생명활동을 떠받치는 중요한 시스템이다. 감정과도 밀접하게 관련이 있어서, 평소의 행동이나 사소한 몸짓·표정만으로도 자율신경은 쉽게 균형을 잃고 만다. 그리고 나이가 들면서 자율신경의 기능은 저하된다.

자율신경에는 '교감신경'과 '부교감신경'이 있어서 활동·흥분 상황에서는 교감신경이 활성화되고, 이완·휴식 상황에서는 부교감신경이 활성화된다. 예를 들어, 고민거리나 스트레스가 있으면 주로 교감신경의 기능이 활성화되고 부교감신경의 기능은 약화된다.

자율신경은 혈류 조절의 작용도 하기에 교감신경이 과도하게 활성화되면 혈관이 수축되어 혈류가 나빠진다. 그러면 산소와 영양분이 충분히 공급되지 않아 세포가 손상되고 그로 인해 내장의 기능이 떨어져 쉽게 피로해진다. 혈전도 생기기 쉬워져 심근경색이나 뇌경색의 발병 위험성이 커진다. 뇌로 향하는 혈류가 원활하지 않으면 사고력도 떨어진다. 그 영향으로 냉정하게 대처할 수 없게 되고, 마음에도 부정적인 영향을 끼친다. "병은 마음먹기에 달렸다"라는 말처럼 마음이 평온하면 자율신경이 균형을 이루어 '온전한 건강'이 깃든다.

자율신경의 균형을 맞추는 건
사소한 습관이다

노화가 진행될수록 자율신경의 기능 저하와 함께, 자율신경과 긴밀한 관계에 있는 폐와 장의 작용도 쇠퇴해간다. 특히 60세를 넘으면 사람에 따라 폐와 장의 상태가 좋고 나쁨이 뚜렷이 드러난다.

이 책에서는 이러한 폐와 장의 상태에 관한 대책을 제안한다. 즉 폐와 장의 상태를 좋게 하기 위해 자율신경의 균형을 잡는 방법으로 고안한 '호흡법'과 '장내 환경을 좋게 만드는 활동'을 소개한다. 누구나 간단히 할 수 있는 일들이라 일상에서 실행하면 나이가 들더라도 폐·장이 최상의 상태로 기능하도록 조절할 수 있다.

또한 노화를 늦추는 식생활이나 건강수명을 늘리는 습관도 안내한다. 몇 가지 예를 들면 이렇다. 아침에는 햇볕을 쐬고 심호흡을 한다. 그러면 체내 시계가 리셋된다. 기상 후에는 간단한 스트레칭을 하며 교감신경을 깨우고, 물 한 컵을 마심으로써 장의 연동운동(장관의 입구 쪽이 수축하고 항문 쪽이 이완하여 음식물이나 내용물을 앞으로 밀어내는 운동)을 활발하게 할 수 있다. '체(體)·기(技)·심(心)'을 마음에 새기고, 앉아만 있지 말고 가끔 서서 움직이고, 에스컬레이터 등을 이용하지 말고 되도록 계단을 오르내린다. 이렇게 사소한 변화만으로도 자율신경과 폐·장이 균형을 이룬다. '체·기·심'에 대해서는 Chapter 2에서 자세히 설명할 것이다.

'지금이 가장 젊다'는 생각이 행복 노후 처방전이다

일본에서는 사후에 남겨질 가족에게 폐가 되지 않도록 신변을 정리해둔다는 사람들이 늘어나고 있다. 그러나 이러한 생각과 활동이 오히려 자율신경의 균형을 무너뜨리고 노화를 단번에 재촉하는 원인이 될 수 있다. 죽음을 기준으로 인생을 거꾸로 계산하는 것 자체가 '부정적 사고'이기 때문이다. '긍정적 사고'야말로 자율신경의 균형을 이루는 비결인 만큼 미래의 일을 미리 걱정하는 마음을 떨쳐버리고 '현재의 생활'에 마음을 쓰자.

　지금의 여러분은 5년 뒤, 10년 뒤의 여러분보다 젊고 건강하며 할 수 있는 일이 많다. 5년 뒤, 10년 뒤에 "그때 해두었더라면 좋았을 텐데…" 하고 후회하지 않도록 지금 해보자. 하지 않을 이유만 찾지 말고 '지금이 가장 젊다'는 생각으로 살아보자.

　지금 몇 살이건 늦지 않다. 폐와 장의 건강을 챙기고 건강수명을 늘리기 위해서라도 자율신경을 제대로 정비해야 한다. 든든한 기초 위에 지은 집이 튼튼하듯이, 기초가 든든한 몸을 만들고 마음을 안정시켜야 한다. 이것이 행복한 노후를 맞이하는 처방전이 되리라.

고바야시 히로유키

차례

머리글_ 건강수명의 열쇠는 자율신경이 쥐고 있다 04

자율신경과 폐·장의 상태가 노화의 갈림길

01_ 노후에 대한 걱정이 자율신경의 균형을 무너뜨린다 16
02_ 부교감신경의 기능은 10년마다 15%씩 떨어진다 20
03_ 40대가 되면 누구나 호흡이 얕아진다 23
04_ 40대 이후의 달리기는 노화를 촉진할 수 있다 26
05_ 잠을 많이 잔다고 피로가 풀리는 것은 아니다 29
06_ 교감신경의 지속적 활성화는 당뇨병의 원인이 된다 32
07_ 자율신경의 상태는 주변 사람에게 전염된다 36
08_ 변비를 방치하면 온몸에 큰일이 생긴다 39
09_ 치매 예방의 비결은 막힘없는 혈류다 42
10_ 살이 잘 찌는 원인은 장내 환경에 있다 46

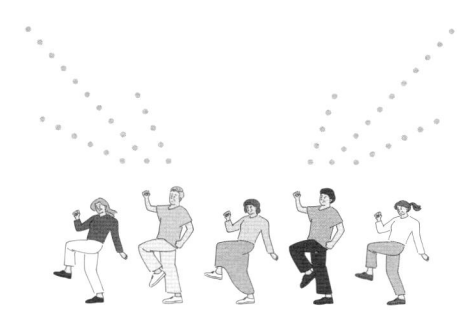

 **Chapter 2** 자율신경의 균형을 잡는
체·기·심의 원리

01_ 마음이 먼저가 아니라 몸이 먼저다 52
02_ 움직임이 적을수록 사망 위험성이 높아진다 55
03_ 자율신경 실조 상태에서 하는 근력 운동은 효과가 없다 58
04_ '천천히'는 건강을 지키는 마법의 말이다 61
05_ '다리 떨기'와 '몸 두드리기'의 놀라운 힘 64
06_ 잠자기 1시간 전, 따뜻한 물에 몸을 담가 혈류를 원활히 하자 68
07_ 운동하기 가장 좋은 시간대는 저녁 식사 후다 71
08_ 할 일이 있다면 미루지 말고 당장 행동하자 74
09_ 기대감을 낮추고 살아야 자율신경의 균형이 맞춰진다 77
10_ 과거의 영광은 멀리 보내고 어깨 힘을 빼고 살아가자 80
11_ 가장 젊은 날, 오늘을 살아가자 83

Chapter 3 몸 상태를 최상으로 만드는 주요 호흡법

01_ 우리 삶은 호흡으로 시작해 호흡으로 끝난다   88
02_ 하루에 여러 번, 천천히 심호흡한다   91
03_ 코호흡으로 바이러스 감염을 막자   94
04_ 숙면하고 싶다면 '1 대 2 호흡법'을 실천하자   97
05_ 한숨을 쉬면 병이 달아난다   100
06_ 천천히 깊게 호흡하면 장 기능이 개선된다   103
07_ 좋은 호흡은 면역력을 높인다   107
08_ 천천히 심호흡을 하면 통증, 결림, 뻐근함이 풀린다   110
09_ 홍콩의 장수 비결도 호흡이었다   113

Chapter 4 장내 환경의 균형을 이루어 노화를 늦추는 식생활

01_ 천천히 씹어서 먹어 세로토닌을 늘린다   118
02_ 배는 80% 정도만 채우는 것이 좋다   121
03_ 아침 식사를 해야 살이 덜 찐다   124
04_ 식이섬유를 골고루 섭취하면 장내 환경이 좋아진다   128
05_ 발효식품은 '다양하게' 먹는 것이 중요하다   133
06_ 요구르트는 식후나 밤에 먹자   137

07_ 저녁 식사는 밤 9시 전에 마치자 140
08_ 장수 된장국으로 장내 환경과 자율신경의 균형을 모두 잡는다 143
09_ 오후 3시 차 한잔으로 자율신경을 관리하자 148
10_ 화장실 이용 시간대를 정해서 배변을 규칙화하자 151

Chapter 5 노화를 멈추고 건강을 회복하는 자율신경 리셋 습관

01_ 아침 기상 후 누워서 스트레칭을 한다 158
02_ 아침 기상 후엔 물 한 컵을 마신다 163
03_ 매일 몸무게를 재고, 대소변을 점검한다 167
04_ 매일 아침 30분 일찍 일어나 뇌를 쓴다 171
05_ 엘리베이터나 에스컬레이터 대신 계단을 이용한다 176
06_ 잠들기 전 세 줄 일기를 쓴다 180
07_ 30분마다 일어나 새우등을 편다 184
08_ 천천히 말하고, 먼저 나서서 말하지 않는다 187
09_ 화내지 않는 습관을 실천한다 190
10_ '모두의 행복'을 목표로 산다 194

옮긴이의 글 _ 자율신경 균형을 잡는 것이 건강 회복의 첫걸음이다 197

Chapter 1

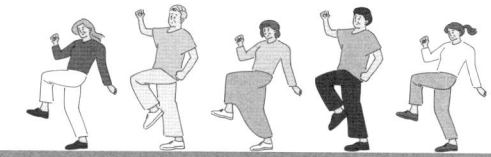

자율신경과
폐·장의 상태가
노화의 갈림길

01
노후에 대한 걱정이 자율신경의 균형을 무너뜨린다

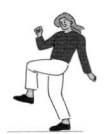

요즘 직장인들은 대부분 60세 전후에 정년퇴직을 하며, 나 같이 병원에서 근무하는 의사 역시 보통 65세에 정년을 맞이한다. 정년퇴직이라는, 강제적으로 인생의 마지막을 의식하게 하는 제도가 있는 탓에 죽음을 대비하는 활동을 생각하거나 "이 나이에 무슨…"이라며 하고 싶은 것이 있어도 포기하는 경우가 많다. 하지만 이런 논리 자체가 자율신경에 크게 영향을 끼쳐서 노화 촉진으로 이어진다.

원래 자율신경은 '자신의 의지로 컨트롤할 수 없는 신경'이다. 자율신경은 심장과 내장을 움직이고, 전신에 혈액을 순환시키는 등 생명 유지를 위해 무의식적으로 기능 조절 작용을 하는 신경계이다. 자율신경은 낮의 활동과 관련 있는 '교감신경'과 밤의 수면 등 휴식과 관련이 있는 '부교감신경'으로 이루어져 있다. 건강할 때는 이 두 신경이 번갈아가며 균형 있게 작용한다. 낮에 활발히 움직일 때는 교감신경이 우세하게 작용해 몸이 활동 모드로 전환된다. 반대로 밤에는 교감신경의 활동이 억제되고 부교감신경이 활발해져 몸이 긴장을 풀고 휴식 상태로 들어간다.

우리는 30년이 넘도록 준텐도대학 연구팀에서 '자율신경의 작용이 노화나 건강 상태와 어떻게 관련되어 있는가?'에 관해 조사를 해왔다. 모든 연령대의 데이터를 바탕으로 연구를 거듭한 결과, 50대 이후에는 자율신경의 균형이 무너지기 쉬워 일상에서 자율신경 실조 상태로 생활하는 경우가 많다는 점을 알게 되었다. 이는 곧 노화와 건강관리의 핵심이 자율신경의 균형에 있다는 것을 보여준다.

자율신경의 균형 상태는 사람마다 다르며, 크게 네 가지 유형으로 나타난다.

자율신경 균형의 4가지 상태

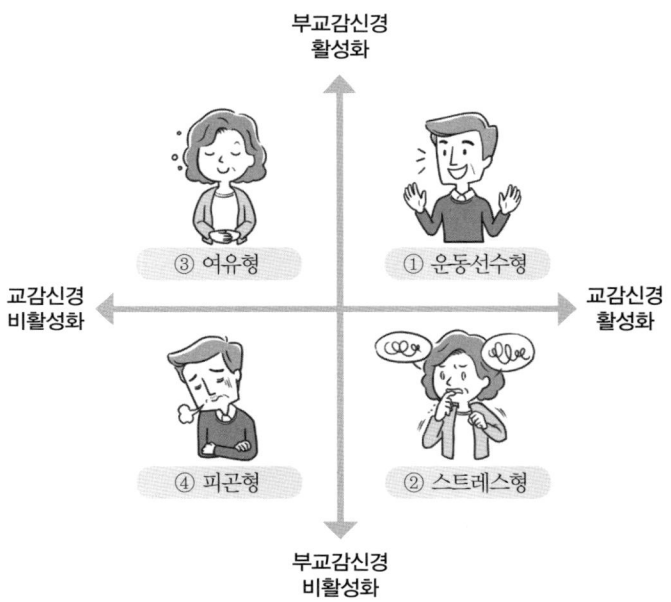

① **운동선수형** : 교감신경과 부교감신경이 모두 활성화되어 있다.

② **스트레스형** : 교감신경이 크게 활성화되고, 부교감신경이 극단적으로 비활성화되어 있다.

③ **여유형** : 교감신경이 비활성화되고, 부교감신경이 극단

적으로 활성화되어 있다.

④ **피곤형** : 교감신경과 부교감신경이 모두 비활성화되어 있다.

이 가운데 이상적인 상태는 '운동선수형'으로, 교감신경과 부교감신경이 1:1 또는 1:1.2로 거의 같은 비율을 유지하며 균형 있게 활성화된 상태다. 그러나 현대인의 대부분이 일상 속에서 스트레스를 받으며 생활하는 '스트레스형'이 압도적으로 많다는 사실이 우리 연구에서도 확인되었다.

특히 50대 이후에 받는 스트레스의 대부분은 '정년 이후를 어떻게 살아갈 것인가?'라는 문제일 것이다. 이는 지금까지 느껴본 적이 없는 엄청난 스트레스다. 그 스트레스가 교감신경을 활성화하고 부교감신경을 비활성화하는 직접적인 원인이 된다.

02
부교감신경의 기능은
10년마다 15%씩 떨어진다

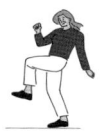

　부교감신경은 어느 날 급격히 기능이 떨어진다. 보통 남성은 30대부터, 여성은 40대부터 부교감신경의 기능이 떨어지기 시작해 10년마다 약 15%씩 저하된다. 이런 현상도 우리 연구팀의 조사를 통해 확인되었다.
　만약 여러분이 40대를 넘겼다면, 별로 무리를 하지 않았는데도 갑자기 몸이 따라주지 않거나 컨디션이 급격히 나빠지는 느낌을 받은 적이 있을 것이다. 나 역시 30대 무렵부터 병원 당직 근무가 힘들어지거나 체력이 뚝 떨어졌다고 느끼기 시작했다. 그 원인은 바로 '스트레스'였다.

앞서 얘기한 대로 현대인은 '스트레스형'이 유난히 많다. 교감신경이 쉽게 활성화되는 환경에 놓여 있기 때문이다. 이는 수렵시대부터 인류의 뇌에 각인된 "스트레스를 받으면 교감신경을 활성화하라!"라는 생존 프로그램과 관련이 있다.

당시 인류는 대형 육식동물에 쫓기거나 사냥하다가 목숨을 잃을 수 있는 극도의 스트레스 상황에 항상 노출되어 있었다. '습격당하면 잡아먹힌다'라는 생각이 당연할 만큼 죽음이 도처에 도사리고 있었다. 이런 환경에서 생명의 위협을 느끼면 즉시 도망칠 수 있도록 심신의 스위치를 켜야 했고, 그 결과 교감신경이 순간적으로 활성화되도록 우리 몸이 진화했다.

심신의 스위치 작동 방식을 자동차 운전에 비유하면 이해가 쉽다. 교감신경은 액셀과 같아 생명의 위협을 느끼면 속도를 높여 도망치거나 맞서 싸울 수 있게 한다. 반면에 부교감신경은 브레이크다. 액셀만 계속 밟고 달리면 결국 심신이 지치고 말 테니 적절히 브레이크를 밟아 몸을 회복시키고 균형을 유지하는 것이다.

정년 이후의 삶에 대한 불안도 고대 인류가 생명의 위협을 받았을 때의 스트레스처럼 강력한 스트레스가 된다. 스트레스로 말미암아 교감신경이 과도하게 활성화되면 약간만 무리를 해도 쉽게 몸이 아프거나 컨디션이 나빠지고, 혈관이 수축하여 혈압이 상승한다. 게다가 대사와 면역력이 저하되어 심장병·고혈압·암 같은 질병에 걸릴 수도 있다.

따라서 정년 이후의 삶에 대비하는 것도 필요하지만, 지나친 걱정으로 불안을 키우는 대신 지금의 생활에서 보람을 찾고 하루하루를 충실하게 살아가는 것이 더 중요하다. 그것이 자율신경의 균형을 지키고 건강을 유지하는 비결이다.

03

40대가 되면
누구나 호흡이 얕아진다

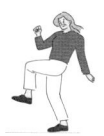

　폐 기능은 40대에 접어들면서 급격히 약해져 생명 유지에 필수적인 '호흡'에도 영향을 끼친다.

　폐 속에는 '기관지'가 나뭇가지처럼 뻗어 있고, 그 끝에는 지름 0.1mm 정도의 작은 주머니인 '폐포'가 수억 개나 붙어 있다. 폐포의 둘레에는 모세혈관이 그물코처럼 둘러싸고 있어서, 온몸을 순환한 혈액이 폐포 속에서 이산화탄소를 내보내고 이와 동시에 호흡으로 유입된 산소를 폐포 속으로 받아

들이는 '가스교환'이 이루어진다.

폐포에서는 또 다른 중요한 역할이 일어난다. 세균이나 바이러스가 침입하거나 담배 등의 유해물질이 흡입되면 백혈구가 이들의 침입을 막아내는 것이다. 하지만 건강할 때는 유해물질을 공격하여 체외로 배출하는 백혈구도 유해 자극에 지속적으로 노출되면 정상 세포까지 공격해버리는 이상 반응을 보일 수 있다. 이 과정에서 폐포를 감싼 모세혈관이 손상되면 산소와 이산화탄소의 가스교환이 불가능해지고, 안타깝게도 한번 손상된 폐포는 다시 재생되지 않는다.

근력 저하도 폐 기능이 약해지는 원인 중 하나다. 나이가 들수록 전신의 근력이 줄어드는데, 늑간근과 횡격막 등 호흡에 관련된 근육인 호흡근도 약해진다. 여기에 폐 주변의 뼈인 흉곽의 유연성마저 떨어지면 호흡근의 수축력이 약해져 충분한 가스교환이 이루어지지 않게 된다.

활기차게 기능하던 폐포도 40세 이후부터는 손상되거나 염증이 발생하는 경우가 잦아진다. 폐 주변에 있는 뼈가 경화하거나 근력이 저하되는 등 다양한 노화 현상으로 인해 산소를 흡수하고 이산화탄소를 배출하는 기능이 점점 떨어지다가 이윽고 호흡 자체가 어려워진다. 그래서 마흔 고개를 넘으면 호흡이 얕아지고 만다.

  60대에 들어서면 만성 기관지염 등의 만성 폐색성 폐 질환(COPD)과 같은 폐포를 파괴하는 질병도 조심해야 한다. 상태가 심하면 호흡을 통해 산소를 흡입하기가 어려워져서 산소 흡입기에 의존해 생활할 수도 있기에 주의가 필요하다. 호흡은 생명 유지의 핵심 기능이므로, 이에 대해서는 Chapter 3에서 더 자세히 설명하겠다.

04
40대 이후의 달리기는 노화를 촉진할 수 있다

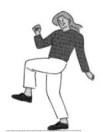

나이가 들수록 체력은 서서히 떨어진다. 사람마다 차이는 있지만 대체로 50대, 60대에 접어들면서부터 눈에 띄게 체력이 저하된다. 그러면 이 시기에 건강 유지를 위해 어떤 운동을 하는 것이 좋을까?

최근에는 특별한 준비물 없이도 시작할 수 있는 달리기가 인기다. 그래서 공원이나 강변에 조성된 조깅 코스마다 달리는 사람들이 많다. 하지만 내가 추천하고 싶은 운동은 달리기가 아니라 '걷기'다. 보통 근력 보강이나 운동 능력 향상에는 달리기가 적합하다고 생각하기 쉽지만, 실제로 건강 효과가 높은 쪽은 걷기다.

그 이유는, 달리기처럼 운동량이 많은 활동은 호흡이 빨리 얕아지기 때문이다. 앞서 얘기했듯, 폐 기능은 20대에 정점을 찍은 뒤 40대부터 급격히 쇠퇴하기 시작하면서 호흡이 얕아진다. 그런데 여기에 호흡을 더 얕게 만드는 운동을 반복하면 부교감신경의 기능이 더욱 저하한다. 부교감신경은 남성은 30대, 여성은 40대부터 해마다 조금씩 기능이 떨어진다. 여기에 호흡을 얕아지게 하는 운동까지 하면 노화가 더욱 촉진될 수 있다.

특히 빠르게 달릴수록 호흡은 더 얕아진다. 단거리 달리기 선수의 경우 호흡이 얕은 정도가 아니라 거의 무호흡에 가까운 상태로 달린다. 격렬하게 몸을 움직이는 스포츠나 트레이닝, 빠른 동작을 해도 호흡이 얕아지기에 트레이닝 중에 힘이 지나치게 들어간 나머지 순간적으로 호흡을 멈춰버리는 사람도 더러 있다.

말초혈관의 혈류를 측정해보면, 호흡이 멎은 순간에는 혈액 순환이 떨어진다. 이는 말초 세포나 신경에 산소나 영양분이 충분히 공급되지 않는다는 의미다. 혈류가 완전히 멈춰버리면 세포가 죽어버린다. 빨리 달리거나 격렬한 운동으로 호흡이 얕아지는 경우에도 혈류가 완전히 멈추지는 않지만 위험할 상태까지 격감하고 만다. 그러므로 호흡이 얕아지는 과격한 운동은 오히려 건강에 해롭다.

   자율신경의 균형을 회복하고 건강수명을 늘리기를 바란다면 깊은 호흡으로 부교감신경을 활성화하고 말초 혈관까지 산소와 영양분이 고르게 공급되는 걷기를 하는 것이 바람직하다.

05
잠을 많이 잔다고
피로가 풀리는 것은 아니다

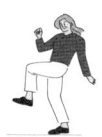

　나이가 들면서 잠을 깊이 못 잔다는 사람들이 많다. 이는 딱 그 나이부터 부교감신경이 갑작스레 약화되기 시작하는 것과 관련이 있다. 특히 피곤한데도 쉽게 잠들지 못하는 현상은 심신이 비명을 지르고 있다는 몸의 신호로, 일종의 경고다.
　한밤중에 자주 깨 화장실에 가거나, 걱정거리가 떠올라 잠을 이루지 못하거나, 아침에 일어나도 잘 잤다는 느낌이 없는 것은 정신적인 스트레스로 인해 나쁜 피로가 쌓여 잠을 못 자는 상태, 말하자면 '수면 장애'다. 스트레스에 의해 자율신경의 균형이 깨진 것이 원인이다. 그러므로 자율신경의 균형을 회복하면 푹 잘 수 있다.

여기서 중요한 점은 잠을 많이 잔다고 피로가 풀리는 것은 아니라는 것이다. 잠이 부족하다고 느껴서 평소보다 늦게까지 자고 싶어 한다던가, 휴일이면 이불 속에서 나오지 않으면서 잠을 더 자려고 애쓰는 이들이 많은데, 수면 시간이 긴 것과 푹 자는 것은 다른 얘기다. 너무 오래 자면 오히려 자율신경의 균형이 깨져 수면의 질이 나빠질 수 있다. '아, 잘 잤다!'라는 상쾌한 느낌이 중요하다.

그러면 얼마나 자는 게 우리 몸에 좋을까?

이전에 미국에서 약 110만 명을 대상으로 수면 시간과 건강의 관련성에 관해 조사를 했다. 그 결과, 가장 사망률이 낮은 수면 시간은 6.5~7.4시간이었다. 일본에서도 약 11만 명을 대상으로 같은 방식으로 조사를 했는데, 7시간 전후의 수면 시간이 최적이라는 보고가 나왔다. 개인차는 있지만 건강에 가장 좋은 수면 시간은 대체로 하루 7시간 내외라고 할 수 있다.

잠을 푹 못 자서 고민인 사람은, 먼저 자신에게 가장 알맞은 수면 시간을 알아내야 한다. 그리고 잠을 설치는 원인을 찾아야 한다. 그중 대표적인 것이 밤늦게까지 TV, 컴퓨터, 스마트폰을 보는 습관이다. 이들 기기에서 나오는 빛은 시신경을 통해 자율신경을 강하게 자극해 수면을 방해한다. 따라서 잠들기 3시간 혹은 최소 1시간 전부터는 이처럼 자율신경을 자극하는 행동을 자제해야 한다. 뇌를 편안히 쉬게 해야 수면의 질이 높아진다.

06
교감신경의 지속적 활성화는 당뇨병의 원인이 된다

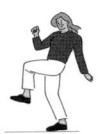

예전에는 당뇨병이 주로 60~70대에 발병했지만, 요즘은 20~30대 젊은 층에서도 당뇨병 환자들이 늘고 있다. 여기에는 식습관이 큰 영향을 미치지만 자율신경의 불균형 역시 중요한 원인으로 작용한다.

먼저, 건강이란 어떠한 상태일까?

자주 받는 질문이지만, 나는 "질 좋은 혈액이 몸속 구석구석 세포에까지 순환하는 상태"라고 대답한다. 최신 연구에 따르면, 우리 몸에는 약 37조 개의 세포가 존재하는 것으로 추정된다. 이들 세포 하나하나에 영양분과 산소가 풍부하게 담긴 혈액이 흐르는 것이 건강한 상태라는 뜻이다.

혈관 질환이 생기는 이유

혈액을 운반하는 통로는 혈관이다. 우리 몸의 혈관을 모두 연결하면 그 길이가 약 10만km에 이른다고 알려져 있다. 이는 지구의 적도를 두 바퀴 반이나 돌 수 있는 길이라고 한다. 이토록 긴 혈관을 따라 자율신경이 뻗어 있다.

혈액은 산소와 영양분을 세포에 공급하고, 세포가 배출한 노폐물이나 피로물질을 회수해 체외로 내보낸다. 혈류는 세포의 상태를 좌우하며, 이 흐름은 자율신경이 조절한다. 다시 말해, 생명 활동은 '교감신경이 혈관을 수축시키고 부교감신경이 혈관을 이완시키는 기능'이 뇌와 연계되어 발휘됨으로써 유지된다. 하지만 자율신경의 균형이 무너지면 혈관이 제 기능을 하지 못해 혈류가 정체되고 혈액의 질도 나빠진다.

특히 교감신경이 과도하게 활성화되면 혈관이 수축해 가늘어진다. 그로 인해 찌그러진 적혈구는 혈관을 잘 통과하지 못하고 한 곳에 머무르거나 심지어 혈관 내벽을 손상시킨다.

적혈구의 상태

출처 : 《나를 살리는 피, 늙게 하는 피, 위험한 피》, 다카하시 히로노리 저, 전나무숲

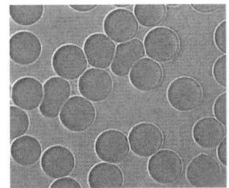
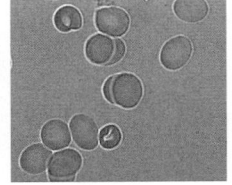
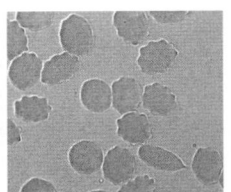

건강한 적혈구   변형된 적혈구 ①   변형된 적혈구 ②

실제로 자율신경의 균형이 깨진 사람의 혈액을 현미경으로 관찰했더니 둥글어야 할 적혈구의 모양이 변형됐거나, 적혈구끼리 달라붙어 있거나, 일부 적혈구는 부서져 있었다. 형태가 일그러진 적혈구는 원래 원활히 통과할 수 있는 가느다란 모세혈관을 빠져나갈 수 없어 혈류를 정체시키고 만다. 산소를 운반하는 적혈구가 잘 흘러가지 않으면 그 영향으로 세포에 공급되어야 할 산소가 줄어든다.

또한 정체된 혈류로 인해 혈관벽에 상처가 생기면 그 부위에 적혈구나 혈소판이 달라붙어 혈전이 생기기 쉽다. 혈전이 커지면 혈관을 막아 혈액의 흐름을 방해한다. 그 결과 고혈압·동맥경화는 물론 혈액을 내보내는 심장에도 부담이 가해져 심근경색 같은 치명적인 질병으로 이어질 수 있다.

부교감신경과 건강 회복

당뇨병, 고지혈증 같은 질병도 자율신경의 불균형과 깊은 관련이 있다. 실제로 환자들의 자율신경을 장기간 계측해본 결과, 교감신경이 과도하게 활성화되어 있다는 점을 알게 되었다.

이런 질병들은 주로 약물 치료와 생활습관의 개선으로 관리한다. 하지만 약물 치료는 어디까지나 증상을 완화하는 대증요법이기에 근본적으로는 생활습관의 개선, 즉 부교감신경을 활성화하는 습관을 들이는 것이 중요하다. 자율신경의 균형이 맞춰지면 증상은 점차 회복된다. 부교감신경이 활성화되면서 증상이 호전되는 이유는 지나치게 수축되어 있던 혈관이 이완되면서 혈류가 개선되기 때문이다. 혈액이 온몸의 세포에 고르게 공급되면서 건강을 회복하게 되는 것이다.

20~40대의 당뇨병 환자가 꾸준히 늘고, 50대의 약 10% 정도는 당뇨병 예비군으로 분류된다. 60대와 70대가 되면 급격히 부교감신경의 기능이 저하되면서 교감신경이 과도하게 활성화된다. 결국 60대 이후에 나타나는 당뇨병·고혈압·고지혈증의 최대 원인은 '교감신경이 과도하게 활성화된 탓'임을 기억해두자.

07
자율신경의 상태는
주변 사람에게 전염된다

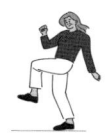

자율신경의 균형이 잘 잡힌 사람은 자신뿐 아니라 주위 사람들에게도 긍정적인 영향을 준다. 반대로, 자율신경이 불균형한 사람은 자신은 물론이고 주변 사람들에게까지 부정적인 영향을 끼친다. 매우 희한한 일이지만, 이런 점에서 '자율신경의 균형 상태는 전염된다'라고 말할 수 있다. 내가 근무하는 병원의 간호사 중에도 자율신경의 균형이 안정적으로 잡힌 사람이 있는데, 그녀가 있느냐 없느냐에 따라 병원 안의 분위기가 확 달라진다.

　환자들 가운데는 통증이나 불안·불편함에 시달린 탓인지 자율신경의 균형이 깨진 사람이 더러 있다. 그래서 병원 대합실은 종종 부정적인 감정으로 뒤엉켜서 무겁고 짜증스러운 분위기가 감돌곤 한다. 너무 바쁜 날에는 의사와 간호사조차 이런 불쾌한 분위기의 소용돌이에 휩쓸리기도 한다. 그럴 때 자율신경의 균형이 잡힌 간호사가 한 명이라도 그 자리에 있으면 상황은 순식간에 달라진다. 울던 아이가 울음을 그치고, 채혈을 거부하던 환자가 순순히 팔을 내밀며, 신경이 날카로워진 의사와 의료 보조사들도 어느새 표정을 누그러뜨리고 상냥한 말투로 환자를 대하게 된다.

　그렇다면 자율신경이 균형 잡힌 사람은 어떻게 혼자서 불쾌한 분위기를 순식간에 바꿔버릴 수 있을까? 그 비결은 '말투'다. 그 사람이 내뱉는 온화한 말의 가락을 듣고 있으면 괜히 초조해하던 자신이 바보 같다는 생각이 들고, 무의식적으로 그 말투를 따라 부드럽게 말하게 된다.

　좋은 음악이나 멋진 풍경을 접할 때 마음이 편안해지듯이, 말투에도 사람의 마음을 안정시키는 힘이 있다. 마음이 차분해지면 부교감신경이 활성화되어 자율신경의 균형이 잡히는 것,

이것이 말투의 힘이다. 단어의 선택도 중요하지만, 그 이상으로 그 단어를 어떤 말투로 전하느냐도 무척이나 중요하다.

사람과 사람은 서로 연결되어 살아간다. 누구와 함께 있느냐에 따라 자율신경의 균형이 잡히기도 하고 깨질 수도 있다. 늘 상쾌한 기분, 편안함을 느끼게 해주는 사람과 함께 있다면 자율신경의 균형을 맞추기가 쉬워질 것이다.

08

변비를 방치하면
온몸에 큰일이 생긴다

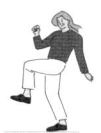

자율신경은 혈관의 작용뿐 아니라 장과도 깊은 관련이 있다. 준텐도대학 의학부 부속 준텐도의원이 일본 최초로 '변비 외래'를 개설하여 진료를 시작한 지 벌써 30년이 넘었다. 자율신경을 연구하다가 '변비가 나으면 자율신경의 균형도 회복된다'라는 사실을 발견한 것이 계기였고, 이후 환자가 해마다 꾸준히 늘고 있다. 흔히 변비는 여성에게 많다고 알려져 있는데, 남성도 50대부터 변비가 늘어나기 시작해 60대가 되면 여성과 변비 유병률이 같아지고, 80대가 되면 남성 환자가 더 많아진다.

장(腸)은 장벽을 따라 늘어선 평활근의 수축과 이완을 반복하는 연동운동을 통해 음식물을 항문 쪽으로 이동시킨다. 이 연동운동은 자율신경이 조절하는데, 교감신경이 활성화되면 멈추고 부교감신경이 활성화되면 활발해진다. 즉 휴식하거나 잠잘 때와 같이 몸의 긴장이 풀린 상태에서 장은 활발히 작용한다.

변비를 당장 해결해야 하는 이유

문제는 60~70대에 접어들면 자율신경의 균형이 깨지고 부교감신경의 기능이 급격히 저하된다는 점이다. 이 시기에는 교감신경이 활성화된 상태로 장의 연동운동이 약해진 나머지 변비가 만성화되는 사람이 많아진다.

고령자 가운데는 변비를 대수롭지 않게 여기고 방치하는 이들이 많은 것 같다. 나이가 들면 온몸에 크고 작은 불편이나 질병이 다수 생겨 변비 정도는 뒷전으로 미뤄도 괜찮다고 생각하는 경우가 많은데, 변비야말로 가장 시급히 개선해야 하는 질병이다. 왜냐하면 먹은 것을 소화해 얻은 영양분을 혈액으로 보내는 장의 기능이 변비 상태에서는 정체되어 혈액의 질에 심각한 영향을 미치기 때문이다.

  변비를 방치하면 대변이 대장에 오래 머무르면서 부패가 진행되고, 그로 인해 독소가 발생한다. 이러한 부패 물질이나 독소가 혈액에 흡수되면 적혈구가 변형되고 세포로 전달되어야 할 산소가 줄어드는 등 혈액의 질이 나빠진다. 산소나 영양분이 부족하니 세포가 빨리 늙고, 부패 물질이나 독소가 혈액으로 흘러 들어와 전신으로 퍼져 건강한 세포를 손상시킨다.

  결국 변비는 모든 질병의 근원이다. 장내 환경이 나쁘면 온몸의 상태가 함께 나빠진다.

09
치매 예방의 비결은
막힘없는 혈류다

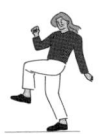

변비가 장뿐만 아니라 혈액과 세포의 질을 떨어뜨린다는 설명을 이해했으리라고 생각한다. 그런데 그 영향이 뇌에까지 미친다면 어떻겠는가? 실제로 변비 환자 가운데는 우울증을 겪거나 쉽게 짜증을 내고 불안을 느끼는 등 정신적 불편감에 시달리는 사람이 적지 않다. 장내 환경이 나빠지면 온몸이 불편해지는 것처럼 뇌 역시 예외가 아니다.

변비로 인해 더러워진 장에서는 더러운 혈액을 만들 수밖에 없다. 이런 혈액이 뇌로 운반되면 뇌내 환경 역시 당연히 나빠진다. 실제로 변비가 해소되었을 때 정신적 불편감이나 우울증이 함께 개선되는 사례를 종종 볼 수 있다.

더러워진 혈액과 부교감신경의 과활성화로 생기는 일

우리 몸의 활동 및 사고를 지배하는 뇌는 체중의 약 2%밖에 안 되는 작은 기관이지만 대량의 혈액을 필요로 한다. 혈액은 1분에 약 4.5L씩 온몸으로 보내지는데, 그중 6분의 1에서 5분의 1 정도가 뇌로 공급된다. 그만큼 건강한 뇌를 유지하기 위해서는 많은 산소와 영양분이 필요한 것이다.

그렇기에 변비로 인해 지저분해진 혈액이 뇌에 공급되면 뇌의 상태가 악화될 수밖에 없다. 더구나 충분한 산소와 영양분이 공급되어야 할 뇌에 필요한 만큼의 산소와 영양분이 도달하지 않는 것도 뇌의 기능을 떨어뜨린다. 이는 앞서 소개한 자율신경의 균형 상태 가운데 교감신경은 비활성화되고 부교감신경만 극단적으로 활성화된 '여유형'에서 많이 볼 수 있는 경우다.

60~70대는 부교감신경의 기능 저하뿐 아니라 교감신경의 비활성화도 주의해야 한다. 퇴직 후 할 일이 없어지거나, 보

람을 찾지 못하거나, 반려자의 사별이나 사회적 고립 같은 이유로 집에 틀어박히거나 빈둥거리며 지내다 보면 자율신경이 '여유형' 상태로 기울기 쉽다.

부교감신경의 활성화는 긴장을 완화해 긍정적인 역할을 하지만, 활성화 수준이 지나치게 높아 교감신경의 기능이 억제되면 문제가 된다. 자세히 말하면, 부교감신경이 과활성화되면 혈관은 과도하게 이완되고, 여기에 더해 교감신경의 기능이 과도하게 억제되면서 심장에서 혈액을 내뿜는 힘이 약해져 산소와 영양분이 세포까지 제대로 도달하지 못하는 일이 벌어진다.

변비 – 우울증 – 치매의 고리

최근 연구에서는 우울증이 치매로 이어지는 환자가 늘고 있다는 사실이 보고되었다. 우울증으로 인해 뇌로 전달되는 혈액의 질이 나빠지고 공급량도 줄어들면 뇌세포의 노화가 촉진되고 결국 치매가 발생한다는 추정이다.

또한 우리 몸은 스트레스를 받으면 부신에서 코티솔 호르몬을 분비하는데, 코티솔 수치가 높은 사람의 뇌는 코티솔 수치가 낮은 사람보다 그 크기가 작다는 보고가 있다. 코티솔은 뇌가 스트레스에 대응하는 데 필수적인 호르몬이지만, 과잉 분비되면 오히려 뇌세포를 파괴해 우울증을 유발한다고도 알려져 있다.

고령화가 진행되면서 치매 환자 수도 해마다 증가하고 있다. 한국 보건복지부의 2023년 치매 역학조사 및 실태조사 결과에 따르면, 65세 이상 노인의 치매 유병률은 9.25%, 경도인지장애 유병률은 28.42%로 나타났다. 누구나 치매에 걸릴 가능성이 있는 만큼 결코 남의 일이 아니다.

변비에서 시작해 우울증, 그리고 치매로 이어지는 과정에는 혈액과 세포의 질 저하, 혈류의 악화가 깊게 관련되어 있다는 사실을 기억해두자.

10
살이 잘 찌는 원인은 장내 환경에 있다

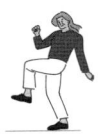

장내 환경의 악화는 변비, 우울증, 치매와 같은 질병에서 그치지 않는다. 고대 그리스 의사 히포크라테스가 "모든 병은 장에서 비롯된다"라고 말했듯이, 건강하게 살기 위해서는 장의 상태가 무엇보다 중요하다.

"조금밖에 먹지 않았는데 살이 쉽게 찐다"는 고민을 호소하는 사람들이 있는데, 이것도 장내 환경과 깊은 관련이 있다. 자율신경의 균형이 무너지면서 생기는 변비도 살이 찌는 원인

중 하나다. 장내 환경이 나빠져서 살이 쉽게 찌는 것이다.

그 기전을 살펴보면 이렇다. 깨끗하지 못한 장으로 인해 혼탁해진 혈액은 독소나 부패 물질을 다량 포함한 '끈적끈적한 혈액'이다. 이 혈액이 간을 거쳐 심장으로 보내지고 다시 온몸으로 퍼지면 지질 대사가 악화되고 결국 내장지방으로 축적된다.

우리 몸의 에너지원이 될 산소나 영양분이 흡수되지 않고 배출돼야 할 독소와 노폐물이 지방으로 축적되는 것, 이것이 살이 찌는 메커니즘이다. 즉 에너지 대사가 제대로 이루어지지 않으면 살이 찌기 쉬워진다.

장내세균의 비율과 자율신경

장내 환경을 좋게 해서 에너지 대사를 원활하게 하려면 '장내세균'의 균형에 신경 써야 한다. 장내에는 약 100조 마리의 세균이 서식하며, '몸의 건강에 어떻게 작용하는가?'를 기준으로 유익균·유해균·중간균으로 나눌 수 있다.

유익균은 소화·흡수를 돕고, 면역세포를 활성화하며, 발암물질을 무독화한다. 또 장의 연동운동을 활발하게 해 유해물질을 배출함으로써 건강 유지와 노화 방지에 도움을 주는 균이다. 대표적으로 비피두스균과 유산균이 있다.

　반대로, 유해균은 장내 물질을 썩게 하거나 유해물질이나 발암 촉진 물질을 만들어 건강을 해치는 나쁜 균이다. 대표적으로 웰치균, 포도상구균 등이 있다.

　중간균은 평소에는 얌전히 있다가 몸 상태에 따라 유익균의 편이 되기도 하고 유해균의 편이 되기도 하는 균이다. 중간균이 좋은 작용을 하느냐 나쁜 작용을 하느냐는 장의 상태에 따라 결정된다. 대표적으로 대장균과 연쇄구균이 있다.

　이 세 종류의 세균이 어떤 비율로 장에 사는지가 중요하다. '유익균 2 : 유해균 1 : 중간균 7'의 비율일 때 장내 환경이 가장 좋다. 그러나 앞서 지적했듯, 자율신경의 균형이 흐트러지면 장내 환경이 나빠지고 유해균이 대량 늘어난다. 유해균이 증가하면 부교감신경의 기능마저 떨어지게 된다.

　사실 비만한 사람은 자율신경의 균형이 무너져 있을 뿐만 아니라 교감신경과 부교감신경이 모두 비활성화된 '피곤형'인 경우가 많다. 이들의 장내에서는 유해균이 증가하고 중간균도 나쁜 작용을 하기에 부패 물질이 많이 만들어져 혈액이 끈끈해진다. 끈적해진 혈액은 세포에서 거부당해 지방세포로 몰리고, 그로 인해 피하지방이나 내장지방에만 영양분이

우리 장 속에 사는 세균들

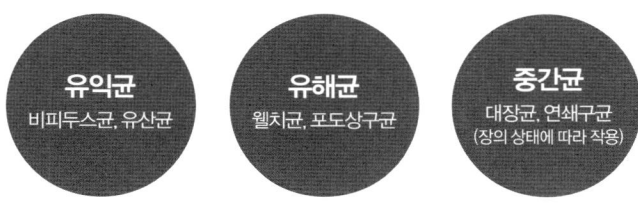

유익균 2 : 유해균 1 : 중간균 7의 비율일 때 장내 환경이 가장 좋다.

전달되어 지방세포는 점점 둥글게 부풀어 오른다. 그 결과 살이 찌고 생활습관병으로 이어지기 쉽다.

살펴본 것처럼 나이가 들수록 자율신경과 폐·장의 균형을 유지하는 것이 무엇보다 중요하다. 자율신경과 폐·장의 상태가 노화를 늦추는 길과 앞당기는 길을 가르는 갈림길이 된다.

Chapter 2

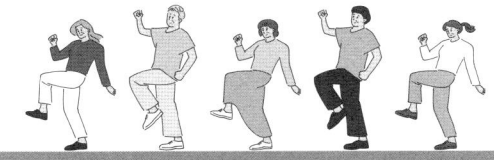

자율신경의

균형을 잡는

체·기·심의 원리

01
마음이 먼저가 아니라
몸이 먼저다

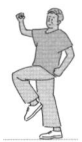

 '심(心)·기(技)·체(體)'라는 말은 일본 유도계에서 처음 쓰이기 시작해 지금은 무도(武道) 전반에서 흔히 쓰이는 격언으로, '마음, 기술, 몸의 균형이 중요하다'는 가르침이다. 이 격언이 '심(心)'에서 시작되다 보니, 많은 사람들이 마음을 먼저 단련해야 한다고 생각한다. 마음을 다스리면 기술도 몸도 자연스럽게 따라온다고 믿는 것이다. 그래서 "마음을 강하게 단련하려면 어떻게 하는 게 좋을까요?"라는 질문을 자주 받곤

한다.

나는 자율신경과 마음을 전문으로 연구하는 의사이지만, 마음을 먼저 단련해야 한다는 생각에는 동의하지 않는다. 초고령 사회에 접어든 지금 기대수명(평균수명)이 80세를 훌쩍 넘기면서, 몸의 단련을 소홀히 여기면 정신은 말짱한데 몸이 따라주지 못하는 불상사를 겪을 수 있기 때문이다. 가령 마음과는 다르게 물건을 집기 어렵거나 글을 쓰는 것이 힘들고, 혼자 옷을 갈아입거나 움직이지 못해 남의 도움을 받아야 하는 상황이 생기는 것이다. 이런 경우를 보면, 몸의 단련이 마음보다 우선임을 절실히 느낀다.

92세 아버지의 건강법

건강은 자신의 몸을 제대로 이해하는 것에서 출발한다. "요즘 자주 피곤하네!", "아, 너무 졸려!", "기분이 좋지 않아"라는 말이 자주 나온다면, 아직 병이라 할 정도는 아니지만 컨디션이 좋지 않거나 몸 어딘가에서 불편감이 느껴진다면, 이미 몸속 어딘가에서 문제가 시작되었다는 신호일 수 있다.

내 아버지의 이야기를 잠깐 하겠다. 아버지는 올해 92세이지만 여전히 건강하게 지내신다. 그 비결이 궁금해서 지켜보

았더니, 아버지는 마음 단련에 특별히 관심을 두지 않는 것처럼 보였다. 그보다는 잘 움직이고, 잘 먹고, 잘 자는 등 몸의 상태를 관리하는 데 집중하셨다. 단순한 생활습관이지만 몸을 바로잡으며 규칙적으로 생활한 덕분에 지금도 다리와 허리에 아무런 불편이 없고 몸의 컨디션도 좋아 평온한 나날을 보내고 계신다.

마음보다 몸이 먼저다

요컨대, 중요한 것은 마음보다 몸이 먼저다. 순서가 다르다. 일단은 몸의 상태를 가다듬는 것이 중요하다. 이를 실천하려면 규칙적인 습관이라는 기술을 몸에 익히는 과정이 필요하다. 규칙적인 생활 리듬은 자율신경의 균형을 잡는 데도 큰 도움이 된다. 그렇게 하다 보면 자연스럽게 마음의 안정이 따라오고, 결과적으로 건강수명의 연장으로 이어진다.

02
움직임이 적을수록
사망 위험성이 높아진다

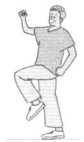

'체·기·심', 즉 몸의 상태를 가다듬는 데 가장 중요한 것은 바로 '움직이는' 행위다.

그러나 나이가 들수록 체력도 근력도 약해지면서 움직이는 것이 점점 귀찮아질 수 있다. 직장을 다닐 때는 출퇴근 시간이나 업무 중에 몸을 움직이지만, 퇴직 후에는 종일 집에서 앉아 TV를 보거나 책을 읽고 잠을 자며 무료하게 시간을 보내는 경우가 많아져 활동량이 줄어든다.

움직임이 적을 때 우리 몸에 생기는 일

움직이지 않으면 큰 문제가 생긴다. 미국암협회(ACC)는 연구를 통해 오래 앉아 있는 사람일수록 사망 위험성이 높아진다는 사실을 밝혀냈다. 그들이 발표한 데이터에 따르면, 하루 6시간 이상 앉아 있는 사람과 3시간 미만으로 앉아 있는 사람을 비교한 결과 전자의 경우 남성의 18%, 여성의 37%가 사망 위험성이 높아지는 것으로 나타났다.

장시간 앉아 있으면 혈류가 나빠져 온몸 구석구석까지 필요한 영양분이 전달되지 않는다. 이는 Chapter 1에서 다룬 자율신경의 작용과도 관련이 있다.

가장 좋지 않은 습관이 "차 끓여줘!", "○○ 좀 가져와!"라며 스스로 할 수 있는 일조차 남에게 해달라고 부탁하는 것이다. 여러분 가운데도 이런 사람이 있을 것이다. 하루 중에 일어서서 움직이는 시간이 아침 세수할 때, 세끼 식사할 때, 그리고 화장실 갈 때 정도라면 근력과 체력이 약해져 몸의 기능을 제대로 쓰지 못하는 상황이 순식간에 닥칠 수도 있다.

스스로 움직이는 습관 만들기

이와 같은 최악의 상황에 맞닥뜨리지 않으려면 누군가에

게 부탁하는 습관을 그만두고, 스스로 움직이는 생활을 해야 한다. 자기가 마실 차는 직접 준비하고, 식사 후에 자신이 사용한 식기 정도는 스스로 치우는 등 작은 일부터 시작해보자. TV 시청을 좋아한다면 체조나 운동 프로그램을 보며 따라 한다든지, 필요한 물건은 가까운 마트까지 걸어가서 산다든지, 식사 후 5~10분 정도 산책을 한다든지 하면서 자주 몸을 움직이는 습관을 들이자. 건강의 비결은 특별한 데 있지 않다. 몸을 자주 움직이는 데서 시작된다.

03
자율신경 실조 상태에서 하는 근력 운동은 효과가 없다

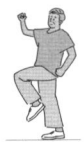

헬스클럽 같은 체육 시설에 다니며 근육 단련에 몰두하는 사람은 대개 근육이 늘수록 운동 능력이 향상된다고 생각하기 쉽다. 하지만 그것은 큰 착각이다. 근육은 어디까지나 고깃덩어리에 불과하기 때문에, 양이 늘어난다고 해서 운동 능력이 그대로 높아지는 것은 아니다. 오히려 무리한 근력 운동으로 관절에 부담을 주거나, 지나치게 키운 근육 때문에 부상이나 장애가 생길 수도 있다.

근육도 단련하고 자율신경도 회복하는 방법

근육의 힘을 실제 운동 능력으로 연결하려면 근육을 움직이는 신경이나 근육에 영양을 공급하는 혈관 등을 적절히 제어해야 한다. 이 제어 기능을 관리하고 조절하는 기관이 자율신경이다.

Chapter 1에서 언급했듯, 아무것도 하지 않으면 자율신경의 기능은 10년에 약 15%씩 저하된다. 자율신경의 기능 저하는 남성은 30대, 여성은 40대부터 시작되며, 이후 점차 떨어진다. 그렇기 때문에 운동으로 근육을 열심히 단련해도 그 힘을 100% 발휘하기는 어렵다. 또한 앞에서 설명했듯 호흡이 빨라지고 얕아지는 근력 운동을 강도 높게, 지나치게 많이 하면 자율신경의 기능은 더욱 저하된다. 결국 자율신경을 의식적으로 조절하지 않으면 면역력이 떨어지고 몸의 반응이 둔해져 점점 더 노화가 촉진된다.

근력 운동이 나쁘다는 의미가 아니다. 자율신경의 기능이 이미 저하된 상태에서 하는 근력 운동은 해봐야 효과가 없다는 뜻이다. 따라서 근력 운동을 하려면 먼저 자율신경의 기능을 개선하는 방법부터 실천해야 한다.

유감스럽게도 많은 사람들이 자율신경의 기능 개선에는

무관심하다. 그러다 보니 몸에 이상이 생겨도 "나이 탓이니 어쩔 수 없다"라며 포기해버리기 십상이다. 하지만 건강수명을 늘리고 싶다면 근력 운동을 시작하기 전에 자율신경의 기능을 회복하는 것이 무엇보다 중요하다는 사실을 기억해야 한다.

04

'천천히'는
건강을 지키는 마법의 말이다

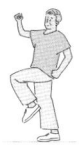

　격렬한 달리기와 강도 높은 근육 운동이 자율신경의 기능을 떨어뜨린다는 사실만 봐도 어떤 운동이 우리 몸에 좋은지 짐작할 수 있다. 짧게는 5분 정도의 틈새 시간에 천천히 움직이는 동작이야말로 효율적인 근력 운동이 된다는 말이다.
　가장 효과적인 동작은 '스쿼트 10회를 천천히 실시하는 것'이다. 무릎을 많이 구부릴 필요는 없다. 움직이기 편안한 자세로 천천히 스쿼트 10회를 반복하면 된다. 다리에 강한

부하(負荷)를 주기보다는 신중하게 천천히 움직이는 것이 중요하다. 하루 중 단 5분이라도 자투리 시간을 활용해 10회씩 서너 차례 실행하면 하루 30~40회의 스쿼트를 하게 된다.

운동하지 않으면 눈에 띄게 변화하는 부위는 넙다리근육이다. 근력이 떨어져 계단 오르기가 힘들어지고, 심지어 몸을 가누지 못해 넘어지거나 쓰러지는 사고를 당할 수 있다. 이런 일에 대비하기 위해서라도 '천천히 하는 스쿼트'를 실천해야 한다. 운동 부족이 해소될 뿐 아니라 호흡이 깊어져 자율신경의 균형도 잡힌다.

'천천히'로 지키는 건강

운동을 포함한 모든 행동에서 '천천히'는 대단히 중요한 요소다. 왜냐하면 서두르면 자율신경이 흐트러져 행동이 거칠어지고 실수가 잦아지기 때문이다. 예를 들어, 바쁘거나 당황하면 글자를 쓰려고 해도 제대로 써지지 않고 잘못 쓰기도 하지 않는가? 급하게 설거지를 하다가 식기를 깨거나, 지각할 것 같다고 황급히 나가다가 새끼발가락을 모서리에 부딪히는 일도 흔하다. 이럴 때는 자율신경이 상당히 흐트러져 있는 상태다.

자율신경이 가장 좋은 상태는 교감신경과 부교감신경이 둘 다 활성화되어 있을 때다. 그러나 무엇가를 서둘러 해치우려고 하는 상황에서는 부교감신경이 비활성화된다. 어떠한 몸짓이라도 '천천히' 하는 것만으로 부교감신경의 기능 저하를 막을 수 있다. 그렇게 해서 자율신경의 균형이 맞춰지면 면역력도 자연스럽게 향상되고, '천천히'가 습관으로 정착되면 저절로 부교감신경의 활성화로 이어진다.

  급할수록 "천천히, 정성껏"이라고 중얼거려보자. 몸을 소중히 돌보며 건강을 지키는 데 필요한, 간단하지만 강력한 '마법의 말'이다.

05
'다리 떨기'와 '몸 두드리기'의 놀라운 힘

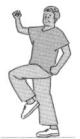

자신도 모르게 나오는 버릇 중 하나가 '다리 떨기'다. 그러나 사람들은 이를 두고 '예의가 없다', '경박하다', '꼴불견이다'라고 생각한다. 하지만 유명한 야구 선수가 다리 떨기와 같은 동작을 의식적으로 한다면 어떨까?

사실 다리 떨기는 자율신경의 균형을 맞추는 놀라운 힘을 가진 행동이다.

'다리 떨기'는 긴장과 스트레스에서 벗어나는 비결

다리 떨기는 대개 긴장하거나 초조하거나 심리적으로 압박을 느낄 때 자신도 모르게 나타난다. 긴장이 지속되면 교감신경이 자극되어 심장박동이 빨라지고, 혈액은 심장에서 멀리 떨어진 부위인 다리 말단까지 강하게 순환하면서 다리 떨기가 시작되는 것이다. 이것은 긴장을 누그러뜨리고자 몸이 무의식적으로 움직이는 현상이다. 다리를 떨며 생긴 율동적 자극에 의해 부교감신경이 활성화되어 뇌를 편안하게 만들고, 그 결과 몸은 긴장과 스트레스로부터 벗어날 수 있다.

이처럼 다리 떨기는 의외로 건강에 좋은 효과가 있지만, 일상에서는 다리 떨기에 대한 부정적인 시선 때문에 쉽게 하기 어렵다. 그래서 대안으로 제시하는 방법이 '몸 두드리기'다.

'몸 두드리기'로 자율신경을 바로잡는 방법

몸 두드리기는 손가락 끝으로 몸의 일부를 적당한 리듬에 맞춰 가볍게 두드리는 요법으로, 다리 떨기와 비슷한 효과를 기대할 수 있다. 몸 두드리기는 머리와 얼굴을 중심으로 실행하는데, 머리와 얼굴에는 부교감신경을 활성화하는 경혈이 많아 자율신경의 균형을 잡는 데 도움이 된다.

몸 두드리기로 부교감신경을 활성화하는 방법

● 머리 두드리기

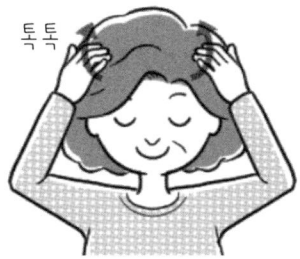

양손의 검지·중지·약지로 머리 앞에서부터 뒤로 두드린다.

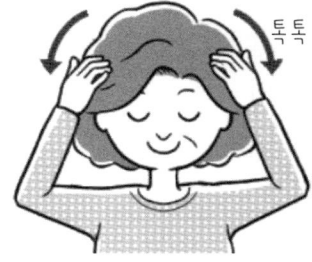

양손의 검지·중지·약지로 머리 양쪽 옆면을 위에서 아래 방향으로 두드린다.

● 얼굴 두드리기

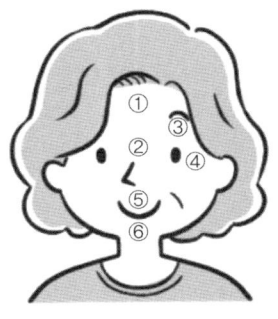

양손의 검지·중지·약지로 이마→미간→눈썹→눈 주위→인중→턱의 순서로 두드린다.

● 손목 두드리기

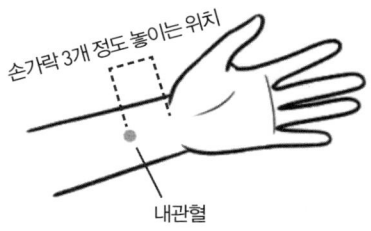

손목 시작점에서 손가락 3개 정도 놓이는 위치에 있는 내관혈을 두드린다.

두드릴 때는 양손의 검지·중지·약지를 사용해 톡톡 가볍게 두드리면 된다. 두드리는 순서는 다음과 같다.

① **머리 두드리기** : 머리의 앞에서 뒤로, 머리의 양옆을 위에서 아래로
② **얼굴 두드리기** : 이마 → 미간 → 눈썹 → 눈 주위 → 인중 → 턱의 순서로

머리와 얼굴 외에 손목을 두드리는 것도 좋다. 손목 위 손가락 3개 정도가 놓이는 부위에 부교감신경을 활성화하는 경혈(내관혈)이 있다. 특히 짜증이 올라올 때 이 부위를 두드리면 기분이 한결 나아진다.

몸 두드리기는 언제 어디서나 해도 좋다. 천천히 호흡하며 두드리면 효과가 더욱 크다. 식후에 하면 소화가 잘되고, 잠자기 전에 하면 숙면에 도움이 된다. 변비가 있을 때는 화장실에서 해도 좋다.

06

잠자기 1시간 전, 따뜻한 물에 몸을 담가 혈류를 원활히 하자

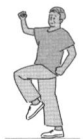

목욕은 하루의 피로를 풀어주는 좋은 습관이다. 샤워로 몸을 닦아내는 것에 그치지 않고 따뜻한 물로 채운 욕조에 몸을 담그는 것이 중요하다. 왜냐하면 목욕의 가장 큰 목적은 막혀 있던 혈류를 개선하고 심부체온을 높이는 데 있기 때문이다.

목욕은 부교감신경을 활성화하여 편히 잠들 수 있게 해주는 아주 효과적인 수단이다. 그러나 좋은 수면을 위한 올바른 목욕법을 아는 사람은 그리 많지 않다. 뜨겁게 느껴질 정도의 물에 몸을 담그거나 장시간 목욕하는 것을 좋아하는 사람도 있는데, 이는 바람직하지 않다.

목욕물 온도는 39~40℃가 적당하다. 42~43℃는 의학적으로 너무 뜨거운 온도다. 너무 뜨거운 물로 목욕을 하면 교감신경이 급격히 활성화되어 혈관이 수축하고 혈액이 끈끈해진다. 또한 장시간 몸을 담그면 땀으로 수분이 빠져 탈수 증상이 생길 수도 있다.

일본처럼 목욕 문화가 발달한 나라에서는 고령자가 자택 욕조 안에서 사망하는 사고가 많다. 그 이유는 고령일수록 뜨거운 물로 오래 하는 목욕을 좋아하는 경향이 있기 때문이다. 이런 목욕법은 혈압의 변화가 심해져 심장에 부담을 주므로 심근경색이나 뇌경색이 일어날 위험이 크다.

부교감신경을 활성화하는 올바른 목욕법

이번 기회에 부교감신경을 활성화하는 데 좋은 목욕법을 알아두자.

① 손발처럼 심장에서 먼 부위에 목욕물을 끼얹는다.
② 39~40℃의 물에 어깨까지 약 5분간 몸을 담근다.

③ 명치까지 잠기는 반신욕을 약 10분간 실시한다.
④ 욕조에서 나온 뒤에는 미지근한 물을 한 컵 마신다.

이 목욕법은 심부체온을 서서히 오르게 하여 전신의 혈류를 원활하게 만든다. 특히 목에는 자율신경을 관장하는 센서가 있으므로 목까지 잠기게 하여 몸을 따뜻하게 하면 부교감 신경의 작용도 좋아진다. 잠들 무렵에는 몸 내부의 미지근한 열이 손발의 말초에서 방출되어 기분 좋게 잠들 수 있다.

원래 졸음은 심부체온이 떨어질 때 찾아온다. 목욕으로 심부체온을 올리고 나서 1시간 후쯤 되면 심부체온이 떨어지면서 자연스럽게 졸음이 온다. 그러니까 잠자기 1시간 전이 목욕하기에 가장 좋은 시간이다.

목욕은 혈류를 원활하게 하여 장 기능의 균형을 잡는 데도 도움이 되니, 변비가 잦은 사람은 매일 목욕하는 습관을 들이는 것이 좋다.

07
운동하기 가장 좋은 시간대는 저녁 식사 후다

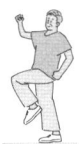

건강을 지키고 자율신경의 균형을 맞추려면 운동은 천천히, 적당히 하는 것이 좋다는 설명은 이해했으리라고 생각한다.

그렇다면 운동은 하루 중 언제 하는 것이 가장 좋을까? 내가 추천하는 시간대는 '밤'이다. 저녁 식사를 마친 뒤 취침하기 1시간 전까지, 최소 30분에서 1시간 정도 천천히 걷는 것이 이상적이다. 밤은 부교감신경이 활성화되는 시간대이기 때문에 자율신경의 균형을 맞추기엔 안성맞춤이다.

다만, 심장박동이 빨라지거나 숨이 찰 정도로 격해지지 않도록 주의해야 한다. 가볍게 걷는 수준이 적당하다. 특히 고령자라면 산책하는 정도가 가장 좋다. 나 역시 저녁 식사 후에 2km 거리를 30분에 걸어가는데, 꽤 느린 걸음이지만 이 정도로 충분하다.

밤 운동은 특히 낮 동안 앉아만 있어 운동량이 부족한 사람에게 효과적이다. 장시간 앉아 있으면 근육이 경직되고 장기와 조직에 정맥혈이 몰려 울혈이 생긴다. 울혈은 혈류가 나빠져 나타나는 현상인데, 밤에 하는 적절한 운동은 말초혈관을 이완시켜 울혈을 개선한다. 실제로 밤에 운동한 날과 그렇지 않은 날의 수면 상태를 비교한 실험에서도 운동한 날의 수면의 질이 훨씬 좋다는 결과가 나왔다.

게다가 오랫동안 앉아만 있으면 목과 어깨가 결리거나 요통 등의 통증이 생기기 쉬운데, 밤 운동으로 이런 증상이 크게 완화된다는 사실도 밝혀졌다. 특히 어깨 결림은 놀라울 정도로 줄어들었다.

습관화하기 쉽다는 것도 밤 운동의 장점 중 하나다. 사실 나 역시 아침 운동은 사흘 만에 포기했지만, 밤 운동으로 바꾸고 나서는 습관으로 정착되었다. 하루의 일을 다 끝낸 밤에는 마음에 여유가 생기기 때문이다. 일상 속에 운동을 도입하고 싶은 사람이라면 밤 운동을 시작해보자.

08
할 일이 있다면
미루지 말고 당장 행동하자

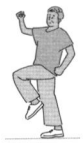

'체·기·심'이라는 말에서 알 수 있듯이, 무엇보다 먼저 챙겨야 할 것은 몸의 건강이다. 몸이 건강해야 기를 익힐 수 있고, 그래야 쉽게 컨디션을 조절할 수 있다.

자율신경의 균형을 이루기 위해서는 규칙적인 습관이 중요한데, 이 습관이 바로 '기'에 해당한다. 좋은 습관을 들이면 자율신경의 균형이 잡히고, 나쁜 습관을 들이면 자율신경의 균형이 무너진다.

나쁜 습관은 자율신경을 흐트러뜨린다

사람은 주의하지 않으면 자신도 모르게 나쁜 습관에 빠지기 쉽다. 대표적인 나쁜 습관이 '뒤로 미루는 습관'이다. 싫은 일일수록 나중으로 넘겨버리기 십상이다. 해야 할 일을 나중으로 미루면 그 일을 해결할 때까지 '저걸 해야 할 텐데…'라는 생각이 머리 한구석에서 맴돌게 된다.

이런 감정은 뇌에 불쾌감을 주어 스트레스로 이어지고, 결국 자율신경이 흐트러지면서 나쁜 피로가 쌓이게 된다. 게다가 스트레스의 원인이 사소할수록 자신이 스트레스를 받고 있다는 사실조차 깨닫지 못해, 모르는 사이에 스트레스가 점점 쌓여갈 수도 있다.

사람은 움직일수록 행동이 빨라지고, 움직이지 않으면 점점 더 꼼짝 못 하게 된다. 움직이지 않을수록 근력과 체력이 떨어져 미뤘던 일을 막상 하려고 할 때 몸이 생각대로 따라주지 않는 경우도 있다. 예컨대, 등산이나 하이킹을 하고 싶다고 생각해도 몇 달간 실행하지 않고 방 안에만 있으면 그 사이에 하반신이 약해져 외출조차 힘들어질 수도 있다. 소중한 가족이나 친구를 바쁘다는 이유로 만나기를 미루다 보면 평생 만나지 못할 수도 있다. "그때 해둘걸!", "만나러 갈걸!"

하고 말할 때는 이미 늦은 뒤라 후회만 하게 될 수도 있다.

하고 싶은 일, 해야 할 일 중에서 미뤄도 좋을 일은 아무것도 없다. 자율신경의 균형을 지키기 위해서라도 자신도 모르게 스트레스를 쌓는 '뒤로 미루는 습관'은 버리고 '지금 바로 행동하는 습관'을 들이자.

09
기대감을 낮추고 살아야 자율신경의 균형이 맞춰진다

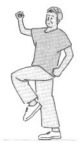

 '남에게 잘 보이고 싶다', '인정받고 싶다'와 같은 집착이 쌓이고 쌓이면 결국 스트레스로 바뀐다. 이런 스트레스는 자율신경의 균형에도 악영향을 끼친다. 이와 같은 스트레스의 90%는 '기대하는 마음'에서 비롯된다.
 또한 나이가 들면 '지하철에서 누군가가 자리를 양보해주겠지', '주변에서 도와주겠지'라고 바라게 되는데, 고령자라고 해서 누군가의 도움에 의존하게 되면 무심결에 남에게 지

나치게 의지하는 경향이 생겨버린다.

기대가 클수록 감정의 기복이 심해진다

누구나 나이를 먹을수록 '할 수 없는 일'이 늘어간다. 그러나 남에게만 의존하면 스스로 할 수 있는 일마저 점점 하지 못하게 되므로 신체 기능의 저하가 빨라질 수도 있다.

생각처럼 일이 풀리지 않거나 마음이 끌리는 사람에게 집착할 때, 남에게 기대는 경향이 심해질 때 가장 좋은 해결책은 '기대하지 않는 것'이다. 물론 모든 기대를 버리라는 말이 아니다. 다만 기대감을 지금보다 조금만 줄여 의식적으로 기대치를 조절하는 것이 중요하다.

특히 고령자일수록 자율신경이 흐트러지면 좀처럼 회복하기가 힘들어진다. 기대한 일이 어긋나면 실망이 커지고, 낙담이나 슬픔이 이어지면서 감정이 쉽게 흔들린다. 그 결과 여간해서는 마음을 추스르기 힘들어진다.

일상은 물론이고 사회생활에서 일어나는 모든 일에 지나치게 기대를 걸면 감정의 기복이 심해지고 자율신경의 균형도 무너져 마음이 불안정한 상태가 길어질 수 있다. 사람에게는 저마다 맞는 일이 있고 그렇지 않은 일이 있다. 도무지 원하는 대로 되지 않는 일에는 집착을 버리고, 새로운 일에 도전해보는 편이 훨씬 낫다.

'기대하지 않는 삶'이야말로 자율신경의 균형을 지키는 방법이다. 자율신경 연구를 30년 이상 하면서 내가 깨달은 점이다. 기대라는 집착을 조금 내려놓으면 지금보다 분명히 마음 편한 인생이 될 것이다.

10
과거의 영광은 멀리 보내고 어깨 힘을 빼고 살아가자

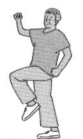

억척스럽게 살아온 사람일수록 어깨에 힘을 잔뜩 주고 생활하는 경우가 많다. 나 역시 30~40대 한창 일할 나이에는 이것저것 짊어진 것이 많아 늘 긴장한 채 살았고, 결국 그 후에 건강이 좋지 않다는 사실을 알게 되었다.

어깨에 힘이 들어간 긴장 상태로 사는 것은 건강에도 좋지 않다. 늘 긴장하고 있으니 몸이 이완될 틈이 없다. 그 결과 자율신경의 균형이 무너져 건강이 나빠진다.

과거만 그리워하다 자율신경이 무너진다

그래서 이리저리 두루 생각하다가 찾아낸 방법이 '힘을 뺀 생활방식'이다. 여기서의 힘은 어깨에 들어간 힘, 즉 '어깨 힘'이다. 어깨 힘을 빼는 가장 효과적인 방법은 '과거를 내려놓는 것'이다.

60대, 70대가 되면 남은 인생이 보이기 시작하면서 '앞으로 얼마나 더 살 수 있을까?'라는 생각이 떠오르고, 밝지 않은 미래를 상상하다가 과거를 되돌아보게 된다. 생각하고 싶지 않은 미래로부터 도망치듯이 '그 시절이 좋았지!'라며 과거를 그리워하는 마음이 점점 커지기도 한다. 하지만 부정적인 마음으로 과거에 집착하면 자율신경의 균형은 더 쉽게 깨진다. 따라서 과거만 그리워하는 자신을 의식적으로 과감히 멀리하는 지혜가 필요하다.

어깨에 힘이 들어간 일상은 불면증이나 위장의 불편을 일으키고 정신적 불안으로 이어지며 결국 심신에 악영향을 끼친다는 사실이 최신 연구에서 밝혀졌다.

사람은 불안을 느끼면 몸속에서 스트레스 호르몬인 코티솔이 분비된다. 게다가 불안이 누적되면 코티솔이 급격히 분비되거나 필요할 때 분비되지 않아 스트레스에 대항할 수 없게 되고 만다. 심하면 뇌세포가 파괴되어 치매나 우울증에 걸리기 쉽고, 뇌·심장에 질병이 생기는 심각한 상황으로 이어질 수도 있다. 그렇게 되기 전에 '어깨 힘을 빼고 살자'.

만약 불면, 변비, 설사, 기침 등의 증상이 반복되거나 이상하다고 생각되는 위화감이 2주 이상 지속되면 병원에 가도록 하자.

11
가장 젊은 날,
오늘을 살아가자

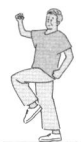

 은퇴 이후의 삶을 준비하는 사람들 중에는 죽음에 대비하는 이들도 있다. 남겨진 가족이 곤란하지 않도록 미리 정리해 두어야 안심이 되기 때문이리라.

 그러나 은퇴나 죽음을 의식하며 사는 생활방식은 자율신경의 균형을 무너뜨리고 노화를 빠르게 앞당긴다. 꿈이나 목표가 사라지면 노화에 대한 불안은 점점 커질 수밖에 없다.

 죽음은 누구도 겪어보지 못한 미지의 현상이다. 두렵지 않은 사람은 없지만, 아무리 노력해도 피할 수 없는 것이 죽음이다. 그렇기에 죽음의 공포에 사로잡혀 인생을 거꾸로 계산하는 부정적인 사고를 멈춰야 한다. 물론 신변 정리를 해두는 것은 필요하다. 그러나 그뿐이다. 중요한 것은 지금을 살아가는 일이다.

지금의 내가 가장 젊다

'지금을 산다'는 건 왜 중요할까? 5년 혹은 10년 뒤의 자신을 떠올려보자. 미래의 나는 분명 지금의 나로 돌아가고 싶어 할 것이다. 미래의 나보다 젊고 건강하며, 아직 스스로 할 수 있는 일이 많은 현재의 나를 그리워할 것이다. 돌아간다면 "건강을 더 잘 챙길걸", "운동을 꾸준히 했더라면 좋았을걸" 하며 후회하는 일이 많을 것이다.

'했더라면 좋았을걸' 하고 후회할 게 뻔하다면 지금부터 시작하면 된다. 생활이 불규칙하다면 생활습관을 바로잡아본다. 운동을 하고 있지 않다면 집 근처라도 매일 걸어본다. 운동 동영상을 보며 따라 해도 좋다. 흥미가 가는 것이 있다면 그것부터 시작해보면 좋을 것이다.

물론 '지금 시작하면 늦지 않았을까?' 하고 생각하는 이들도 있을 것이다. 하지만 선택은 두 가지다. 지금부터라도 무언가를 시작해 남은 삶을 살아갈 것인가? 아니면 아무것도 하지 않은 채 '그때 해둘걸' 하고 미래에 후회할 것인가? 여러분은 어떤 선택을 할 것인가?

    망설이며 미루지 말자. '지금이 가장 젊다'는 사실을 인식하며 시작할 수 있는 지금이 최적의 타이밍이다.

Chapter 3

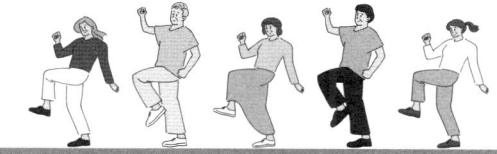

몸 상태를 최상으로 만드는 주요 호흡법

01
우리 삶은
호흡으로 시작해 호흡으로 끝난다

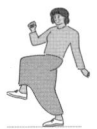

우리는 태어난 순간부터 숨을 쉬며 살아간다. 들이쉬고 내쉬는 호흡은 끊임없이 반복되며, 그 횟수는 1분에 12~20회, 하루로 치면 약 2만~3만 회에 이른다. 정상적인 호흡에서 1회당 호흡량을 500mL로 계산하면 하루에 약 20kg이나 되는 공기를 들이마시는 셈이다.

사람은 며칠 동안 음식을 먹지 않아도 살 수 있지만, 호흡은 1분만 멈춰도 문제가 생긴다. 한마디로 우리는 숨을 쉬지 않으면 살 수 없기에 호흡은 생명을 유지하는 데 절대 없어서는 안 되는 몸의 핵심 작용이다.

호흡과 자율신경의 특별한 관계

Chapter 1에서 자율신경을 '자신의 의지로 통제할 수 없는 신경'이라고 설명했다. 그런데 호흡은 자율신경의 기능을 의식적으로 활성화할 수 있는 몇 안 되는 방법 중 하나다. 물론 호흡이 자율신경의 지배를 받기에 의식하지 않아도 자동으로 이루어지고, 잠을 자는 동안에도 계속 이어진다.

혈액의 흐름이나 장의 작용도 자율신경과 깊게 연결되어 있다. 그러나 우리는 이 과정을 의식적으로 조절할 수 없다. 다시 말해, '혈류를 더 빨리 흐르게 하자'거나 '소화·흡수를 더 천천히 하고 싶다'라고 생각해도 그렇게 할 수 없다. 하지만 호흡만큼은 스스로 조절할 수 있다. '숨을 깊이 들이쉬고 천천히 내쉬어보자', '물속에서 잠시 숨을 멈춰보자'라고 마음먹으면 곧바로 그렇게 할 수 있다.

호흡에서 중요한 역할을 하는 부위는 가슴을 둘러싼 갈비뼈 아래쪽에 위치한 횡격막이다. 횡격막은 돔 모양의 얇은 근육층으로, 숨을 들이마시면 수축해 아래로 내려가면서 폐로 공기를 끌어들이고, 숨을 내쉴 때는 이완해 위로 올라가며 폐 속 공기를 내보내며 호흡을 돕는다.

횡격막 주변에는 자율신경이 밀집해 있어 의식하지 않아도 호흡이 이루어진다. 천천히 호흡하면 횡격막이 크게 위아래로 움직이고, 반대로 빠르고 얕게 호흡하면 움직임이 작아진다.

요컨대, 호흡을 의식하는 것만으로도 자율신경을 간접적으로 조절할 수 있다. 자율신경을 활성화하거나 비활성화하는 힘도 호흡에 달려 있는 것이다.

02
하루에 여러 번, 천천히 심호흡한다

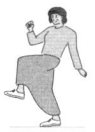

그러면 어떻게 호흡을 해야 자율신경의 활성화를 도울 수 있을까?

앞서 언급했듯이, 40대 이후로는 폐의 기능이 급격히 떨어지고 횡격막도 근력이 약해져 상하운동이 원활하지 않다. 그로 인해 호흡은 점점 얕아진다.

노화 등의 원인으로 저하된 폐의 기능은 원래대로 회복되지는 않지만, 호흡의 질을 변화시키면 저하되었던 폐의 기능을 보완할 수 있다.

가장 효과적인 방법은 '천천히 심호흡하기'다.

천천히 깊게 호흡하면 횡격막이 위아래로 크게 움직인다. 이 동작이 클수록 흡입하는 공기의 양이 많아지고 부교감신경이 활성화되면서 자율신경의 균형이 맞춰진다. 반대로 빠르고 얕게 호흡하면 횡격막의 움직임이 작아져 흡입하는 공기의 양이 적어지고 부교감신경의 활성화도 저하된다. 즉 의식적으로 '천천히 깊게' 호흡을 하면 부교감신경이 활성화되어 자율신경을 안정시킬 수 있다.

폐 주변 근육을 유연하게 만든다

폐에는 기능을 감시하는 파수꾼이 있는데, 그것은 바로 흉강(가슴안)에 위치한 압수용체다. 압수용체는 혈액 속 산소나 이산화탄소의 양을 감시하고 수집한 정보를 토대로 혈액량과 호흡수를 조절한다. 숨을 길게 내쉴수록 압수용체에 압력이 오래 가해지고, 이 과정에서 부교감신경이 활성화된다.

우리 몸은 천천히 길게 호흡하면 혈액량이 증가하여 부교감신경이 활성화되는 구조로 이루어져 있다. 게다가 혈류가 원활해져 긴장된 근육이 풀리고 몸이 한결 편안해진다. 횡격막과 호흡 관련 근육도 이완되면서 움직임이 부드러워진다. 또한 횡격막이 원활하게 움직이면 약해진 근력이 회복되어 횡격막의 상하운동 범위가 점차 커진다.

따라서 폐의 기능을 최대한으로 끌어내려면 횡격막과 주변 근육을 유연하게 만드는 '천천히 심호흡하기'를 의식적으로 실천할 필요가 있다. 이를 통해 약해진 폐의 기능을 보완하고 자율신경의 균형도 맞출 수 있다. 하루에 몇 번이라도 상관없다. '천천히 심호흡하기'를 생활 속에서 습관화하자.

03
코호흡으로
바이러스 감염을 막자

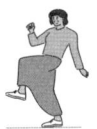

 호흡의 질을 높이는 데 중요한 요소가 또 하나 있다. 그것은 바로 '코호흡'이다. 코로 호흡을 하면 바이러스나 세균에 감염되는 것을 막아주기 때문이다. 예를 들어, 코로 호흡하면 코털과 점막이 공기 중의 바이러스나 세균 등 이물질을 걸러내는 필터 역할을 해 깨끗한 공기만 기도나 폐에 도달하게 한다.
 반대로 입 호흡을 하면 바이러스와 세균을 포함한 공기가

그대로 기도나 폐로 들어간다.

입 호흡에는 단점이 또 있다. 입안에는 약 700여 종, 100억~1000억 마리 이상의 세균이 존재하는데, 이 세균이 늘어나면 다양한 질병에 걸리기 쉽다. 세균을 늘리지 않으려면 침의 양을 유지하는 것이 중요하다. 침에는 입속의 세균을 물리치는 면역 성분이 있는데, 침이 입속의 점막을 감싸서 세균 번식을 막아주기 때문이다. 하지만 입으로 호흡을 하면 침의 분비가 줄어들어 입안이 건조해진다. 또한 침의 양이 적어지면 면역 성분이 줄어들면서 세균이 늘어난다. 그 결과 충치, 잇몸병 등 여러 구강 질환이 생길 수 있다.

입 호흡은 목구멍과 기도까지 건조하게 만든다. 원래 이 부위는 점막과 솜털로 덮여 있어 세균과 바이러스를 걸러내고 몸 밖으로 배출하는 기능이 있다. 그러나 이 부위가 건조해지면 세균과 바이러스를 몸 밖으로 배출하는 힘이 약해져 감기, 독감 등 호흡기 감염이 잘 생긴다.

또한 입으로 호흡을 하면 외부의 찬 공기가 조절되지 않은 채 바로 폐로 들어간다. 이렇게 되면 폐의 면역력을 떨어뜨려 폐를 병들게 하는 원인이 될 수 있다. 반면 코로 호흡을 하면 차가운 공기가 코점막을 지나면서 따뜻하고 습한 상태로 바뀌어 폐에 도달하므로 자극이 줄어든다.
 생각보다 많은 사람이 자신도 모르게 입으로 호흡을 한다고 한다. 혹시 자신도 입 호흡을 하고 있는 건 아닌지 신경이 쓰인다면 전문가의 진찰을 받아보는 것이 좋겠다.

04

숙면하고 싶다면
'1 대 2 호흡법'을 실천하자

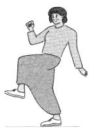

 코호흡에는 또 다른 장점이 있다. 그것은 입 호흡보다 산소 흡입량이 많다는 점이다.
 코 점막에서는 일산화질소(NO)라는 가스가 생성되는데, 코로 호흡하면 일산화질소가 산소와 함께 폐로 전달된다. 일산화질소는 폐포(허파꽈리)에서 산소가 혈액으로 흡수되는 양을 늘림으로써 산소 공급 효율을 개선하는 기능이 있다. 그 때문에 입 호흡을 할 때보다 코호흡을 할 때 산소를 더 효율적으로

흡수할 수 있다. 이러한 사실은 스웨덴 카롤린스카 연구소의 존 룬드버그(Jon Lundberg) 교수가 진행한 연구를 통해 널리 알려졌다.

또한 노벨 생리·의학상을 공동 수상한 루이스 J. 이그나로(Louis J. Ignarro) 박사는 일산화질소가 폐에 흡수됐을 때 면역 기능이 향상되어 세균이나 바이러스에 대한 방어력을 높인다는 연구 결과를 발표한 바 있다. 즉 코호흡은 산소 흡수뿐 아니라 면역력 강화에도 기여한다.

그렇다면 숨을 내쉴 때는 어떨까?

코로 숨을 내쉬는 것은 코 점막에서 만들어진 일산화질소를 그대로 몸 밖으로 내버리는 행위다. 따라서 일산화질소를 최대한 흡수하려면 '코로 들이쉬고 입으로 내쉬는' 호흡법이 가장 효과적이라고 할 수 있다.

다만 '천천히 심호흡하기'와 '코로 들이쉬고 입으로 내쉬기' 호흡법을 하다가도 그만 무심결에 원래 습관으로 되돌아가 버리는 일이 종종 생긴다. 이런 사람들에게 도움이 되는 효과적인 호흡 방법을 소개하려 한다.

그것은 바로 '1 대 2 호흡법'으로, 코로 숨을 들이쉬는 것보다 두 배의 시간을 들여 입으로 숨을 내뱉는 방법이다.

1 대 2 호흡법

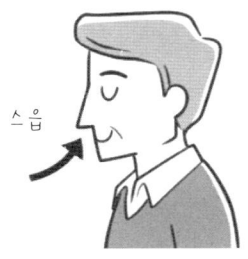 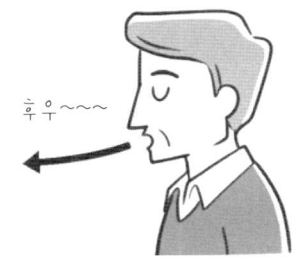

① 편안한 자세에서 3~4초에 걸쳐 코로 숨을 들이쉰다.

② 이어서 6~8초에 걸쳐 입으로 천천히 숨을 내쉰다.

예를 들어, 3초간 들이쉬고 6초간 내쉬거나, 4초간 들이쉬고 8초간 내쉬면 된다. 천천히 내쉬는 것이 어렵다면 입을 오므리고 "후-"하고 내쉬어도 효과가 있다.

매일 밤 잠들기 전에 1분만이라도 1 대 2 호흡법을 실천해 보자. 습관이 되면 자율신경의 균형을 맞추고 숙면에도 도움이 될 것이다.

05
한숨을 쉬면 병이 달아난다

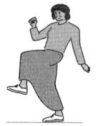

"한숨 쉬면 복 나간다!"라는 속담이 있듯이, 많은 사람들의 인식에는 한숨을 부정적으로 보는 시선이 있다. 그러나 자율신경의 균형이라는 관점에서 보면 한숨이 오히려 긍정적인 역할을 한다.

원래 한숨은 걱정이나 고민거리를 안고 있을 때 무의식 중에 나온다. 스트레스를 받으면 가슴이나 배의 근육이 긴장해 단단해지면서 호흡이 얕아지는데, 한숨이 나오기 직전이 스트레스에 의해 호흡이 멈춰진 상태다. 이때는 말초혈관에 산소와 영양분이 잘 전달되지 않는다. 이 상황에서 길고 깊게 숨을 내쉬면 '한숨'이 된다.

한숨을 쉬면 말초혈관의 혈류가 개선된다는 사실이 말초혈관의 혈류량을 측정하는 기계에 의해 밝혀졌다. 한숨을 쉬면 혈류가 개선되면서 흐트러진 자율신경의 균형도 회복된다. 다시 말해, 한숨은 혈류와 자율신경 기능을 되찾는 인체의 자연스러운 작용이다.

걱정거리가 있거나 스트레스를 받는 상황에서 자율신경은 교감신경이 활성화되고 부교감신경이 비활성화되기 십상이다. 한숨은 이런 자율신경 불균형을 조절하는 데 도움을 준다. 숨을 길게 내쉬는 것 자체가 호흡을 깊게 해 부교감신경을 활성화하기 때문이다.

앞서 '천천히 심호흡하기'를 좋은 호흡법이라고 소개했는데, 얕은 호흡에 익숙한 사람은 '천천히 심호흡하기'를 연습하더라도 좀처럼 몸에 익히기 어려울 것이다. 그러나 "에휴—" 하고 한숨을 쉬면 자연스럽게 길게 내쉬게 되니 그다음은 저절로 숨을 깊게 들이마시게 된다. 그런 점에서 '천천히 심호흡하기'를 몸에 배게 하는 데는 한숨이 가장 효과적인 방법이라고 할 수 있다.

  이같이 한숨은 복이 나가기는커녕 오히려 병이 도망가버리게 하는 호흡법이니 걱정이 있을 때는 고민과 함께 마음껏 내뱉어보자.

06
천천히 깊게 호흡하면 장 기능이 개선된다

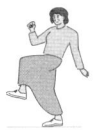

천천히 깊게 호흡하는 것은 폐 기능뿐만 아니라 자율신경의 영향을 크게 받는 장에도 좋은 효과를 준다.

장의 연동운동은 자율신경이 제어하는데, 교감신경이 활성화되면 멈추고 부교감신경이 활성화되면 활발해진다. 따라서 '천천히 심호흡하기'로 자율신경의 균형이 잡히면 연동운동이 촉진되어 장내 환경도 좋아진다.

이 사실은 내가 준텐도대학 부속 준텐도의원에 일본 최초로 '변비 외래'를 개설해 진료한 경험을 통해 확신하게 되었다. 변비로 병원을 방문한 환자들 대부분은 자율신경의 균형이 크게 무너져 있었다. 수년 동안 변비로 고생하던 환자들에게 자율신경의 균형을 맞추는 방법을 지도하자 짧은 시간 안에 변비가 해소되는 경우가 많았다.

장은 뇌만큼이나 중요한 장기다

유달리 장이 자율신경의 영향을 많이 받는 까닭은, 생물의 진화 과정에서 장이 뇌나 심장보다 먼저 형성되었기 때문이다. 해파리나 말미잘처럼 뇌가 없는 생물은 장이 뇌의 역할을 대신한다.

더욱이 1억 개가 넘는 신경세포가 퍼져 있는 장은 뇌 다음으로 많은 신경세포를 가지고 있으며, 그만큼 자율신경의 영향을 크게 받는다. 이 때문에 뇌와 별개로 독자적인 기능을 수행할 수 있으며, 그런 점에서 장은 '제2의 뇌'라고 불린다.

하지만 오히려 뇌가 '제2의 장'이라고 해도 과언이 아닐 만큼 장은 생명의 근원이자 면역 체계의 중심이다. 실제로 우리 몸의 면역세포 약 2조 개 중 70%가 장에 집중되어 있다.

세로토닌의 90%는 장에서 만들어진다

장은 뇌에서 분비되는 '세로토닌'과도 깊게 관련되어 있다. 세로토닌은 감정 조절과 정신 안정에 관여하는 신경전달물질로, 충분히 분비되면 마음이 편안해지고 긍정적인 기분과 행복감을 느끼게 되어 '행복 호르몬'이라고 불린다.

하지만 세로토닌이 부족하면 심신의 균형이 깨지고 부정적인 감정이 쉽게 찾아온다. 그래서 최근에는 우울증이나 치매를 치료할 때 환자의 세로토닌 분비를 늘려 증상을 완화하는 방법이 활용되기도 한다.

놀랍게도 세로토닌의 약 90%는 뇌가 아닌 장에서 만들어진다. 나머지는 혈관에서 8%, 뇌에서 2%가 생성된다. 소장의 점막에는 세로토닌의 원료가 되는 트립토판이 풍부하게 저장되어 있으며, 이 트립토판은 장내 유익균의 도움을 받아 세로토닌으로 전환된다. 한편, 음식에서 얻은 트립토판은 혈류를 타고 뇌로 운반되어 세로토닌으로 전환되어 분비된다.

세로토닌은 장의 연동운동에도 관여한다. 세로토닌이 과다하게 분비되면 연동운동이 지나치게 활발해져 설사가 생기고, 분비가 부족하면 변비가 발생한다. 호흡을 통해 자율신경의 균형이 잡히면 장내 환경이 개선되고, 이로 인해 세로토닌의 생성이 활발해진다. 결국 천천히 하는 심호흡은 단순히 호흡의 질을 높이는 데 그치지 않고 정신적 불편감까지 개선하는 효과를 가져온다.

07

좋은 호흡은
면역력을 높인다

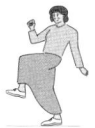

면역력이란 바이러스나 병원체로부터 몸을 지켜 젊음과 건강을 유지하는 힘이다. 체내에서 발생한 암세포에 대처하거나 노폐물을 처리하는 것도 면역 기능의 일부다.

건강수명을 늘리려면 폐의 면역력을 높이는 것이 중요하다. 폐의 면역력과 관련해 자율신경이나 장내 환경이 자주 논의되는 이유는, 자율신경의 균형과 장내 환경의 개선이 곧 폐의 면역력 향상으로 이어지기 때문이다.

우리의 몸은 혈관과 림프관으로 연결되어 서로 영향을 주고받는다. 특히 장에는 전체 면역세포의 70%가 존재하며, 이 세포들은 혈류를 따라 체내 곳곳으로 이동하면서 바이러스나 병원체, 비정상적인 세포 등을 공격하거나 무해한 것으로 바꾼다. 면역세포가 혈관을 따라 막힘없이 흘러가는 것이 면역력 향상의 핵심이다. 여기서 중요한 역할을 하는 것이 자율신경이다.

자율신경은 지구를 두 바퀴 반이나 돌 수 있을 만큼의 길이에 이르는 혈관을 따라 뻗어 있으면서 혈류량 조절의 역할도 한다. 자율신경 중 교감신경이 활성화되면 혈관이 수축하고 부교감신경이 활성화되면 혈관이 이완하는데, 두 신경이 균형 있게 작용해야 혈액이 순조롭게 온몸을 순환한다. 더불어 장내 환경이 개선되면 '혈액의 질'도 좋아진다.

실제로 자율신경의 균형이 무너진 사람의 혈액을 현미경으로 관찰하면, 본래 둥글어야 하는 적혈구가 변형 혹은 손상되거나 서로 엉겨 붙어 있는 모습이 보인다. 이른바 '끈끈한 혈액'이다. 이러한 적혈구는 가느다란 모세혈관을 통과하기가 어렵고, 그 결과 산소 공급도 줄고 면역세포의 운반도 원활하지 못하다.

혈액이 막힘없이 흐르고 혈액의 질이 좋아지는 것은 결국 자율신경의 균형을 맞추는 데 달려 있다. 그 균형을 회복하는 가장 강력한 수단이 호흡이며, 이는 곧 폐의 면역력으로 연결된다.

08

천천히 심호흡을 하면
통증, 결림, 뻐근함이 풀린다

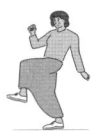

 횡격막이 위아래로 크게 움직이는 '천천히 심호흡하기'는 허리 통증의 개선에도 도움이 된다.
 허리 통증의 원인 대부분은 몸속 깊숙이 위치한 내부 근육(inner muscle)이 약해져 몸을 제대로 지탱하지 못하면서 허리에 과부하가 걸리기 때문이다.

심호흡이 뻐근함을 풀어주는 원리

먼저, '천천히 심호흡하기'를 해보자. 숨을 들이쉴 때 배가 부풀어 오르고, 숨을 내쉴 때 배가 움푹 들어갈 것이다. 이때 배 안에 생기는 압력을 복압이라고 한다. 복압이 높아지면 복횡근·횡격막·골반저근군 같은 내부 근육이 활성화되어 몸통도 안정된다. 몸통이 안정된다는 것은 자세가 바르다는 것을 뜻한다. 게다가 깊은 호흡은 혈류를 원활하게 만들어 통증 부위에 쌓인 피로물질이나 노폐물도 말끔히 배출되게 한다.

어깨 결림도 허리 통증과 마찬가지로 혈류가 정체되어 피로물질이 쌓여 생긴다. 깊고 느긋한 호흡은 견갑골 주위의 근육과 척추기립근, 늑간근의 혈류를 개선해 피로물질의 배출을 촉진한다. 반대로 얕은 호흡이 지속되면 횡격막의 움직이 작아지고, 그 대신 목이나 어깨 근육에 불필요한 힘이 너무 들어가 어깨와 목의 결림이 심해진다.

목 뻐근함은 자율신경에도 악영향을 끼친다. 목에는 미주신경이나 성상신경절 같은 자율신경계의 중요한 신경이 집중되어 있기 때문이다. '미주신경'은 부교감신경의 신호를 장기로 전달하는 주요 통로로, 뇌와 심장·위·장 등을 직접 연결해 내장 기능을 조절하는 중요한 역할을 한다. '성상신경절'

은 목덜미 부근에 위치하며 머리·목·어깨 부위의 혈류를 조정한다. 목 근육의 긴장으로 혈류가 정체되면 이들 신경의 기능이 저하되어 자율신경의 균형이 무너질 수 있다.

따라서 천천히 심호흡하면서 목을 돌리거나 주변 근육을 풀어주면 혈류가 개선되고 자율신경의 균형 회복 효과도 높아진다. 어깨 결림은 견갑골 주위 근육을, 허리 통증은 허리 주변 근육을 심호흡과 함께 이완하는 방식으로 관리하는 것이 바람직하다.

09
홍콩의 장수 비결도 호흡이었다

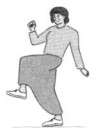

몇 년 전까지만 해도 세계 제일의 장수 국가는 일본이었지만, 2020년 국제연합(UN)의 통계 자료상 기대수명(평균수명)이 가장 긴 곳은 홍콩이었다. 남녀 평균 기대수명이 85.29세로, 홍콩은 5년 연속 세계 1위를 기록했다. 일본 후생노동성은 2021년 발표분(2020년 기대수명)부터 세계보건기구(WHO)에 가맹한 주요 48개국을 비교 대상으로 삼았는데, 홍콩이 중국에 반환된 뒤로는 국가가 아닌 '특별행정구'로 분류되어 이 순위에서 제외되었다.

홍콩의 장수 비결로는 세 가지를 들 수 있다.

첫째, 의료 제도와 의료 시설의 수준이 높다. 의료 인프라도 매우 발달해 있어 홍콩 거주자는 '홍콩 ID 카드'로 공립 병원과 의료 시설에서 저렴한 비용으로 진료를 받을 수 있다.

둘째, 기후와 지리적 이점이다. 홍콩은 1년 내내 너무 덥지도 춥지도 않고 자연재해가 적어 재해로 사망하는 사람이 비교적 적은 편이다.

셋째, 생활 속 운동 문화다. 홍콩에서는 이른 아침에 공원에서 '태극권'을 수련하는 문화가 있다. 과거에는 홍콩 주민의 기대수명이 지금처럼 높지 않았으나 2000년대 들어 정부가 '건강 촉진 프로젝트'를 추진해 공원 운동 시설을 적극적으로 늘린 뒤로 점차 기대수명이 향상되었다.

전해지는 설에 따르면, 태극권은 서기 1300년 북송 말기 무술가 장삼풍(張三豊)이 호흡법 등을 도입해 고안한 무술이라고 한다. 태극권에서는 '조식(調息)'이라는 호흡법을 중요하게 여긴다. 코로 공기를 들이마시고 입으로 내쉬는 호흡법인데, 내쉴 때 몸속의 나쁜 기운을 토해낸다고 의식한다. 태극권의 건강 효과는 세계적으로도 주목받고 있으며, 미국 국립

보완통합위성센터의 연구에서는 태극권 시행 후 일부 참가자들의 혈압이 개선되었다는 결과가 보고된 바 있다.

태극권의 조식 호흡법은 앞에서 소개한 '코로 들이마시고 입으로 내쉬는 1 대 2 호흡법'과 유사하다. 복잡한 동작이 없어 누구나 쉽게 실천할 수 있다. 코로나19 팬데믹 이후 기대수명이 정체된 지금 더욱 필요한 호흡법이라고 할 수 있다.

Chapter 4

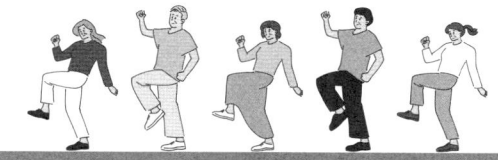

장내 환경의
균형을 이루어
노화를 늦추는 식생활

01

천천히 씹어서 먹어
세로토닌을 늘린다

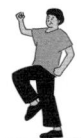

식사에서 가장 중요한 습관은 '천천히, 잘 씹어서' 먹는 것이다. 이는 오래전부터 수없이 들어온 기본 식습관이지만, 바쁜 생활 속에서 급하게 먹거나 혼자서 후딱 먹어치우는 사람들이 많다. 그러나 급하게 빨리 먹는 습관은 뇌의 포만중추가 자극되기 전에 이미 많은 양을 먹어버리게 하여 과식을 부르고, 결국 비만의 원인이 된다.

자율신경과 장내 환경의 측면에서도 급하게 먹는 습관은

단점이 많다. 음식을 대충 씹고 삼키듯 재빨리 먹어치우면 교감신경이 과도하게 활성화되고 부교감신경은 덜 활성화될 수밖에 없다. 그러면 위장의 운동이 억제되어 소화·흡수가 원활하지 않다. 반대로 음식을 천천히 잘 씹어 먹으면 교감신경의 급격한 활성화는 억제되고 부교감신경이 서서히 활성화되어 식후에는 부교감신경이 원활히 작용할 수 있다.

또한 일정한 리듬으로 씹는 동작은 세로토닌 분비에도 좋은 영향을 미친다. 세로토닌은 주로 장에서 만들어지는 신경 전달물질로, 몸의 긴장을 이완시켜 기분을 안정시키고 행복감을 느끼게 만드는 '행복 호르몬'이다. 호흡으로 자율신경이 균형을 이루면 장내 환경이 개선되어 세로토닌 생성이 늘어나듯 씹는 동작의 리듬 역시 세로토닌 분비를 촉진할 수 있다.

세로토닌이 활발히 분비되려면 식사 시간도 중요하다. 음식을 씹기 시작한 지 약 5분이 지나면서 세로토닌의 분비가 늘어나기 시작해 20~30분 무렵 가장 활발해지고, 이후 2시간 정도는 그 효과가 지속된다. 따라서 식사에 최소 20~30분 정도는 시간을 들이는 것이 바람직하다.

천천히 잘 씹는 습관은 자율신경의 균형과 장내 환경 개선에 도움이 될 뿐 아니라 얼굴의 표정근을 이완시켜 부교감신경을 활성화한다. 세로토닌이 충분히 분비되면 마음이 편안해지고 행복한 기분이 들며, 웃는 얼굴로 맛있게 먹는 경험 자체가 자율신경과 장 건강에도 긍정적인 효과를 준다.

02
배는 80% 정도만
채우는 것이 좋다

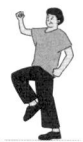

나이가 들수록 "예전에는 많이 먹어도 살이 찌지 않았는데, 요즘은 금세 살이 붙는다"라고 느끼는 사람들이 많다. 앞서 설명했듯이, 급하게 먹는 습관은 비만의 주요 원인 중 하나다.

음식을 빨리 먹으면 뇌의 포만중추가 자극되기 전에 과식하고 만다. 또한 급하게 먹으면 혈당이 급격히 올라가고, 이를 조절하기 위해 인슐린이 과잉 분비된다. 원래는 에너지로 쓰여야 할 포도당이 남아 지방으로 전환되어 저장되므로 살이 쉽게 찌는 체질로 변해버린다. 따라서 천천히 씹어 먹는 습관은 과식과 급격한 혈당 상승을 막아 비만을 예방하는 효과가 있다.

식사량은 배가 80% 찼을 때 멈추는 것이 적당하다. 가능하다면 배가 70% 정도 찼을 때 식사를 마치는 것이 가장 좋다. 배가 부를 때까지 먹으면 위에 필요 이상으로 부담을 주는 꼴이 된다. 이것은 위의 소화 능력을 초과한 상태라 소화가 원활하지 못하고, 소화되지 못한 음식물이 십이지장에서 처리되지 못한 채 위로 역류하면서 위통이나 가슴쓰림을 일으킬 수 있다.

게다가 과식을 하면 위의 작용에 혈류가 집중되어 다른 장기의 기능이 떨어지게 된다. 과식 후 졸음이 오는 것도 뇌로 가야 할 혈액이 위로 몰려 뇌 혈류량이 줄어들기 때문이다. 소화·흡수를 담당하는 위장의 작용은 자율신경이 조절하므로, 과식은 자율신경의 균형을 무너뜨리는 원인이 된다.

만약 배를 80% 정도만 채울 경우 금방 허기가 져서 자신도 모르게 간식을 찾게 된다면 식후에 껌을 씹을 것을 추천한다. 껌을 씹으면 침이 많이 분비되고, 이 침이 위로 내려가

위산을 중화해 소화를 돕는다. 식후 2시간 이내에 껌을 씹는 습관은 위의 부담을 줄이는 데 효과적이다.

   식사량을 자연스럽게 줄이고 싶다면 음식을 한 입 넣은 뒤 젓가락을 내려놓고 천천히 씹으면서 음식의 맛을 음미하는 습관을 들여보자.

03

아침 식사를 해야 살이 덜 찐다

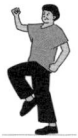

자율신경의 균형을 유지하려면 장내 환경을 좋게 하는 것이 중요하다고 거듭 설명했다. 장내 환경을 좋게 만드는 또 하나의 방법이 있는데, 그것은 '하루 세끼 식사'이다.

장을 움직이게 하는 힘

장은 '자극을 받으면 움직이는' 성질이 있다. 실제로 수술 중 장에 자극을 주었더니 곧바로 꿈틀거리기 시작하는 것을

본 적이 있다. 그런데 하루에 식사를 두 끼나 한 끼만 한다면 장이 자극받는 횟수도 줄어들어 장이 움직일 기회가 그만큼 적어진다. 결국 끼니를 거르면 장 운동이 줄 수밖에 없다.

식사를 거르는 사람이 많은데, 장의 움직임 측면에서 보면 다이어트 때문에 식사를 거를 경우 녹차나 따뜻한 물을 마시는 것만으로도 장을 움직이게 할 수는 있다. 하지만 식사는 장을 움직이는 것 이상의 효과가 있다. 음식을 먹으면 체온이 오르고 대사가 촉진되며, 저작운동으로 뇌가 자극되어 자율신경의 균형을 돕는다. 수분 흡수도 가능하다. 그러므로 적은 양이라도 하루 세끼를 챙겨 먹는 것이 좋다.

아침 식사와 시계 유전자

그중에서도 아침 식사가 특히 중요하다. 아침이 되면 눈이 떠지고 밤이 되면 졸음이 오는 것은 생체리듬을 조절하는 체내 시계 덕분이다. 이 생체리듬을 조절하는 단백질을 만드는 것이 '시계 유전자'다. 시계 유전자를 발견하고 체내 시계의 구조를 해명한 미국 과학자 제프리 C. 홀(Jeffrey C. Hall), 마이클 로스배시(Michael Rosbash), 마이클 영(Michael W. Young)은 이 공로로 2017년 노벨 생리·의학상을 수상했다. 아침 식사는 시계 유전자가 깊이 관련되어 있다.

우리의 체내 시계는 본래 하루 24시간이 아니라 약 25시간의 주기로 리듬을 유지한다. 이 차이를 '리셋(reset)'하는 것이 바로 아침 햇볕이다. 아침 햇볕의 자극이 뇌의 시계 유전자에 전달되면서 24시간 주기로 조정된다.

내장이나 세포에도 각각 시계 유전자가 있는데, 이는 아침 식사로 리셋된다. 아침 식사를 거르면 시계 유전자가 리셋되지 않아 뇌는 깨어 있어도 몸은 여전히 잠든 상태가 되는 셈이다. 따라서 아침 햇볕을 쬔 뒤 식사를 해야 체내 시계의 리듬이 안정된다.

식사 내용도 중요하다. 육류·어류·달걀의 단백질, 올리브유 같은 질 좋은 지방, 밥·빵의 탄수화물, 채소의 비타민과 미네랄을 골고루 섭취하면 시계 유전자 활성화에 도움이 된다. 바나나 한 개, 주먹밥 하나 정도의 간단한 아침이라도 먹는 편이 좋다.

전날 저녁 이후 공복 시간과 아침 식사의 양과 질에 비례해 시계 유전자의 활성도는 달라진다. 특히 공복 시간을 길게 하는 것이 시계 유전자 활성화에 도움이 된다. 즉 저녁을 일찍 먹고 아침 식사 전까지 아무것도 먹지 않으면 시계 유전자의 활성화에 유리하다. 반대로 늦은 밤에 식사하면 아침을 거르게 되어 내장지방이 쌓이기 쉽다는 연구 결과가 있다. 다시 말해, 아침 식사를 제대로 하면 살이 잘 찌지 않는다. 실제로 내가 진료하는 환자 중에도 아침을 거르던 환자들이 아침 식사를 꼬박꼬박 먹자 몸 상태가 호전된 사례가 있다.

자율신경 측면에서 보더라도 아침 식사를 하는 것이 좋다. 아침에는 부교감신경이 비활성화되기 쉬운데, 아침 식사가 부교감신경의 작용을 활성화해 자율신경의 균형을 맞추는 중요한 역할을 하기 때문이다. 그러므로 자율신경의 균형을 맞추기 위해서라도 아침 식사는 꼭 해야 한다.

04
식이섬유를 골고루 섭취하면 장내 환경이 좋아진다

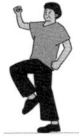

 장내 환경을 좋게 만들기 위해 적극 추천하고 싶은 것은 식이섬유 섭취다.
 장 속에는 무수히 많은 장내세균이 살고 있으며, 식이섬유는 이들의 훌륭한 먹이가 된다. 장내세균은 크게 세 종류로 나뉜다. 약 20%는 몸에 이로운 유익균, 10%는 몸에 해로운 유해균, 나머지 70%는 상황에 따라 유익균이 되기도 하고 유해균이 되기도 하는 중간균이다. 이 균형이 깨져 유해균이 늘

어나면 해로운 물질이 많이 생성되어 장내 환경이 나빠지고, 결국 자율신경의 균형도 무너지게 된다. 노화는 이러한 상태에서 촉진된다.

이때 필요한 것이 식이섬유다. 식이섬유는 장 속에서 대변의 주체가 되어 노폐물과 유해물질을 몸 밖으로 배출한다. 말 그대로 장을 청소해주는 역할을 하는 것이다.

식이섬유를 충분히 섭취하면 다이어트 효과도 기대할 수 있다. 장내세균이 식이섬유를 분해해 만들어내는 '자연산 비만 치료제'라고 불리는 '단쇄지방산'이 장 속에 생성되어 에너지 대사를 촉진하기 때문이다. 게다가 단쇄지방산은 뇌의 시상하부에 있는 식욕 조절 신경세포에 직접 작용해 포만감을 높이고 식욕을 억제하는 효과도 있다.

불용성 식이섬유와 수용성 식이섬유

이렇게 건강 효과가 뛰어난 식이섬유는 크게 불용성과 수용성으로 나뉜다. 물에 녹지 않는 불용성 식이섬유는 주변의 수분을 흡수해 덩어리를 크게 부풀려 장내의 불필요한 물질을 끌어 모아 대변의 양을 늘리고 연동운동을 촉진한다. 불용성 식이섬유는 콩류, 당근 같은 뿌리채소, 현미, 메밀에 풍부하며, 특히 강낭콩에 많이 들어 있다.

반대로 수용성 식이섬유는 물에 녹아 젤처럼 변해 대변을 부드럽게 만든다. 이 식이섬유는 위장 안에서 서서히 이동하므로 당질 흡수를 늦추고 혈당의 급격한 상승이나 콜레스테롤의 증가를 억제한다. 수용성 식이섬유는 사과·바나나·키위 같은 과일, 해조류, 버섯류에 풍부하게 들어 있다. 특히 낫토, 오크라(okra), 모로헤이야*, 팽이버섯, 미역귀, 큰실말, 참마 등의 '끈적끈적한 식재료'를 추천한다. 오크라는 삶으면 수용성 식이섬유의 흡수율이 높아져 효과가 더욱 좋아진다.

불용성 식이섬유와 수용성 식이섬유를 골고루 함유한 식품은 프룬(서양 자두)·망고 등의 건조 과일이다. 조리하지 않아도 되고 간식으로 먹기에도 좋다. 우엉, 무, 아보카도에도 불용성과 수용성 식이섬유가 골고루 함유되어 있다. 특히 아보카도는 불포화지방산이 많아 배변 시 윤활유의 역할도 한다. 요즘 인기 있는 찰보리에는 아보카도의 2배, 현미의 4배에 달하는 식이섬유가 들어 있는데 그 성분은 수용성 70%, 불용성 30% 비율로 구성된다. 흰쌀에 섞어 밥을 지으면 부족하기 쉬

---

* 모로헤이야(molokheiya) : 깻잎 모양의 필리핀산 채소로 각종 영양소와 미네랄이 풍부해 노화와 변비 예방, 장 청소에 효과가 크다.

불용성 식이섬유와 수용성 식이섬유가 고루 함유된 식품

식품명	함유 식이섬유	특징
푸룬, 망고 등의 건조 과일	불용성& 수용성 식이섬유 골고루 함유	간식으로 간단히 섭취 가능
우엉, 아보카도, 무	불용성& 수용성 식이섬유 골고루 함유	아보카도는 불포화지방산이 많아 배변 시 윤활유 역할을 함
찰보리	불용성 식이섬유 30% 수용성 식이섬유 70%	식이섬유가 아보카도의 2배, 현미의 4배 들어 있고 흰쌀과 섞어 밥으로 먹으면 식이섬유가 보충됨

운 식이섬유를 보충할 수 있다.

식이섬유 섭취의 포인트

식이섬유는 불용성과 수용성 모두를 섭취해야 하지만, 일반적으로 불용성 섭취가 많고 수용성이 부족하기 쉽다. 특히 변비에 시달리거나 배가 더부룩한 사람, 방귀는 나오는데 대변이 잘 나오지 않는 사람은 수용성 식이섬유를 우선적으로 섭취해 변을 부드럽게 해야 한다. 만성 변비가 있다면 '불용성 2 : 수용성 8' 정도의 비율로 섭취하는 것이 도움이 된다.

그렇다면 식이섬유는 언제 섭취하는 게 좋을까?

이는 나도 신경 쓰고 있는 문제로, 특별히 정해진 시간은 없지만 점심이나 저녁 식사 때 의식적으로 섭취하는 것이 가장 바람직하다.

05
발효식품은 '다양하게' 먹는 것이 중요하다

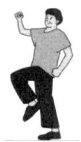

식이섬유와 함께 섭취하면 좋은 것이 발효식품이다. 발효식품은 미생물이 당질 등을 분해·발효해 만들어지는데, 이 과정에서 감칠맛이 더해지고 영양가도 높아진다.

발효식품을 만드는 미생물로는 유산균, 국균(누룩곰팡이), 낫토균, 효모균, 초산균 등이 대표적이다. 이들은 장내세균과 같은 무리의 유익균에 속한다. 장내세균은 같은 계통의 세균이 장내에 들어오면 서로의 작용을 활성화하는 성질이 있다.

따라서 발효식품을 먹으면 장내 유익균이 활성화되고 유해균을 억제해 장내 환경이 좋아지므로 중간균이 유익균의 역할을 하는 효과를 얻을 수 있다. 장내세균의 70%를 차지하는 중간균이 유익균의 편에 설 경우 장내 환경은 더 좋아진다.

한 끼에 2~3종류의 발효식품을 먹자

그러나 발효식품을 통해 장 속으로 들어온 유익균은 장에 그대로 서식하지 못하고 대부분 대변으로 배출된다. 따라서 매일 발효식품을 '많이' 먹는 것이 중요하다. 여기에서 '많이'란 양이 아니라 종류를 뜻한다.

장내에는 약 1000종, 100조 개 이상의 세균이 살고 있지만 장의 상태는 사람마다 다르다. 장내세균의 수는 나이에 따라 변하지만 종류는 평생 거의 변하지 않는다. 장내 환경의 다양성을 높여 젊음을 유지하는 비결은 같은 계통의 발효식품이라도 그 종류를 여러 가지로 늘리거나 복수의 발효식품을 함께 먹어 더 많은 종류의 균을 섭취하는 것이다.

이를테면 낫토는 미야기노균, 나리세균, 다카하시균이라는 일본 3대 낫토균 외에도 전국 방방곡곡의 낫토 제조사에서 다양한 종류의 낫토균을 사용해 만든다. 치즈 역시 카망베

르는 흰곰팡이균, 고르곤졸라는 푸른곰팡이균, 하우다 치즈(고다 치즈)는 세균 숙성으로 만들어지는 등 종류마다 이용되는 균이 다르다. 이처럼 다양한 발효식품을 고루 먹는 것이 장내 환경 개선에 유리하다.

우리 식탁에 오르는 발효식품은 의외로 흔하다. 누카즈케*나 우메보시(매실 장아찌) 같은 반찬은 물론이고, 된장·간장·식초 같은 조미료, 청주·와인·소주 같은 알코올, 홍차·우롱차 같은 음료도 발효식품이다. 외식할 때도 발효식품을 사용하는 요리를 주문하면 좋다. 그 밖의 메뉴를 조금만 조합해도 한 끼에 2~3종류의 발효식품을 섭취할 수 있다.

내게 맞는 발효식품을 찾아라

발효식품에는 많은 종류가 있지만 이들을 효과적으로 먹는 데는 요령이 필요하다.

먼저, 자신의 장에 맞는 것을 찾아야 한다. 특정 발효식품을 1~2주간 먹어본 뒤 배변이나 컨디션의 변화를 관찰하자.

---

* 누카즈케(糠漬け, ぬかづけ) : 쌀겨를 유산균으로 발효시킨 것에 채소 등을 담가 만드는, 일본을 대표하는 절임의 하나다.

변화가 없다면 다른 발효식품으로 바꿔가며 하나하나 먹고 비교해보자. 그렇게 해서 자신에게 잘 맞는 발효식품을 두세 가지 정해 매일 섭취하는 것이 좋다.

여기에 낫토나 된장 등의 발효식품을 첨가한 주요리와 함께 청주·와인, 살라미·피클 같은 안줏감, 젓갈이나 멘마(죽순 가공식품), 식후 홍차 등을 곁들이면 식탁에서 손쉽게 여러 발효식품을 챙길 수 있다. 매일의 식사에 다양한 발효식품을 올려 장내 환경을 좋게 만들어가자.

06
요구르트는 식후나 밤에 먹자

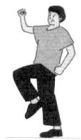

앞서 장내에는 약 1000종, 100조 개 이상의 세균이 살고 있다고 설명했다. 장내세균은 장벽에 붙어 군집을 이루는데, 그 모습이 꽃밭처럼 보여 '장내 플로라'라고 부른다.

발효식품 속 미생물 중에서도 유산균은 유해균의 증식을 억제해 장내 플로라의 균형을 잡아준다. 치즈, 낫토, 김치 등 유산균이 풍부한 발효식품이 많지만, 대표적인 것은 단연 요구르트다.

내게 맞는 요구르트는 따로 있다

요구르트에 쓰이는 유산균은 비피두스균, 가세리균, 불가리아균 등 200종이 넘는다. 요구르트는 종류가 다양하고, 균주와 효과도 다르므로 자신에게 맞는 제품을 찾는 것이 중요하다.

이를 확인하려면 하루 200g씩 같은 종류의 요구르트를 2주~1개월 정도 꾸준히 먹어보는 방법이 좋다. 그 과정에서 대변이 바나나 모양으로 바뀌거나 피부결이 개선되거나 수면의 질이 나아지는 변화를 느낀다면, 그것이 자신에게 맞는 요구르트라는 신호다. 실제로 2주 만에 대변 냄새, 방귀, 구취, 체취가 줄어든 사례가 보고된 바 있다. 대변의 악취는 암모니아, 황화수소 같은 물질 때문인데, 이는 유해균이 만들어낸다. 냄새가 줄었다는 것은 장내 환경이 유해균 중심에서 유익균 중심으로 바뀌었다는 의미다.

요구르트는 밤, 그리고 식후가 더 좋다

아침 식사를 하면서 요구르트를 먹는 경우가 많지만, 장 건강을 위해서는 밤에 먹는 것이 더 효과적이다. 밤 10시부터 새벽 2시까지는 부교감신경이 활성화되어 장운동이 가장 활발한 '황금시간대'이기 때문이다. 이 시간대에 맞춰 요구르트를 섭취하면 장내 환경도 좋아진다.

  요구르트를 밤에 섭취하면 좋은 또 다른 점은 성장호르몬과 단백질의 관계에서 찾을 수 있다. 성장호르몬은 잠자는 동안 활발히 분비되어 몸의 기능을 조절하고 근육을 늘리는 구실을 한다. 이때 단백질을 함께 섭취하면 흡수력이 좋아져 근육을 감소시키지 않아 다이어트에도 효과적이다.

  요구르트는 식전보다 위산이 약해진 식후에 먹는 것이 유산균이 장까지 살아서 도달하기 쉽다. 따라서 저녁 식사 후 요구르트를 먹는 습관이 가장 이상적이라고 할 수 있다.

07
저녁 식사는
밤 9시 전에 마치자

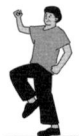

부교감신경을 활성화해 장내세균의 균형을 이루기 위해서는 먹는 내용만큼이나 '식사 시간'이 중요하다. 특히 저녁 식사는 반드시 취침 3시간 전까지 마치는 것이 좋다. 이것은 아침 식사를 거르지 않는 것만큼이나 중요하다.

식사를 하면 교감신경이 활성화된다. 왜냐하면 '씹고 삼키는' 과정이 교감신경의 지배를 받기 때문이다. 음식물이 위장으로 넘어가 소화·흡수가 진행되면서부터는 부교감신경이 활성화된다. 위가 비워지고 장에서 영양이 제대로 흡수되기까지는 최소한 3시간이 걸린다. 그래서 잠들기 전까지 그 시간을 확보할 필요가 있다.

앞서 밤 10시부터 다음날 새벽 2시 사이에는 부교감신경이 가장 활발히 작용해 장이 잘 움직이는 황금시간대라고 설명했다. 장운동이 제대로 되려면 늦어도 자정 이전에 잠드는 것이 좋고, 이를 위해서는 밤 9시 전에는 저녁 식사를 마치는 것이 이상적이다.

흔히 '먹고 바로 자면 살찐다'라고 하는데, 이 말은 의학적으로도 옳다. 먹고 나서 잠들 때까지의 시간이 짧으면 포도당을 충분히 소모하지 못한 채 자게 된다. 그러면 남은 포도당이 지방으로 축적되고 만다. 동시에 부교감신경의 작용도 억제되어 수면의 질이 떨어지고, 다음 날 아침까지 속이 더부룩해 아침 식사를 거르게 되는 악순환이 이어진다.

따라서 저녁 식사는 가능한 한 일찍 먹는 것이 바람직하다. 다만 끼니의 간격이 너무 짧은 것은 좋지 않다. 음식물이 소장을 지나가는 데 필요한 5시간의 간격을 두고 식사를 하도록 조정하자. 이상적인 세끼 식사 시간은 아침 식사는 오전 7시에, 점심 식사는 정오에, 저녁 식사는 오후 5시 이후에 먹는 것이다.

　만일 이렇게 시간을 맞추기 어렵다면 저녁 식사만큼은 '배를 60%만 채우는 것'에 유의하여 된장국이나 채소 수프, 따뜻한 우유 등 소화가 잘되는 음식을 먹는 것이 좋다. 앞서 소개한 '저녁 식사 후 먹는 요구르트'는 수면 중 장운동을 촉진해 다음날 아침 배변을 원활하게 하는 데도 도움이 된다.

08
장수 된장국으로 장내 환경과 자율신경의 균형을 모두 잡는다

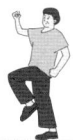

자율신경의 균형을 잡는 데 가장 좋은 음식은 된장국이다. 앞서 자율신경과 장내 환경의 균형을 유지하려면 아침 식사와 발효식품이 중요하다고 설명했는데, 이 두 가지 조건을 모두 충족하는 음식이 바로 된장국이다.

된장국은 아시아의 일부 지역에서 예부터 즐겨 먹어온 음식이다. 그 따뜻한 맛이 몸과 마음을 안정시키고 자율신경의 균형을 잡아주는 효과가 있다.

된장은 대표적인 발효식품으로, 그 효능은 과학적으로도 여러 연구를 통해 입증되고 있다. 된장의 재료인 콩에는 식물성 단백질과 비타민, 식이섬유 등 영양소가 풍부히 들어 있다. 여기에 발효 과정을 거치면서 아미노산, 비타민B군, 나이아신, 엽산, 판토텐산, 나트륨, 칼륨, 칼슘, 마그네슘, 철, 아연 등 다양한 영양 성분이 만들어진다.

이처럼 된장이 영양학적으로 뛰어난 이유는 발효에 사용되는 미생물 덕분이다. 발효식품을 만드는 균류는 크게 효모류·세균류(유산균 등)·곰팡이류(국균)로 나뉘는데, 대부분의 발효식품은 이 가운데 한두 종류만 사용한다. 그러나 된장은 이 세 가지 발효균이 모두 관여하는 독특한 식품이다.

된장의 풍부한 영양 성분에 더해 식이섬유가 많은 채소와 해조류를 넣어 끓인 된장국은 자율신경의 안정과 장내 환경 개선을 도와 소화가 잘되고 몸을 따뜻하게 해주는 최고의 건강식이라 할 수 있다.

여기서 만들기 간단하면서 건강 효과를 높이는 된장국 레시피를 소개하고자 한다. 내가 개발한 '장수 된장국'이다.

우선 아래의 식재료를 섞어 달걀보다 약간 작은 크기로 '된장 덩이'를 만들자. 이 재료들의 배합은 자율신경의 기능을 효율적으로 활성화하고, 하루의 시작을 안정된 상태로 맞이하는 데 도움이 된다.

◎ 된장 덩이 만드는 방법(10개 분량)

재료 : 흰 된장 80g, 붉은 된장 80g, 잘게 간 양파 1개분, 사과식초 1큰술

① 모든 재료를 그릇에 담고 섞는다.
② 반죽을 10등분해 냉동실에서 2~3시간 얼린다.

◎ 된장 덩이 재료들의 건강 효능

흰 된장(시로미소) : 쌀과 콩을 주원료로 하며, 숙성 기간이 짧아 색이 밝고 단맛이 강하다. 발효 과정에서 생성되는 감마아미노부티르산(GABA)이 풍부해, 신경의 흥분을 가라앉히고 스트레스 완화에 도움이 되는 것으로 알려져 있다. 부드럽고 단맛이 나기 때문에 일본에서는 주로 맑은 된장국(시로미소시루)에 많이 사용한다.

붉은 된장(아카미소) : 숙성 기간이 길고, 그만큼 발효가 깊어 색이 진하고 짠맛과 구수한 맛이 강하다. 장기 숙성 과정에서 멜라노이딘(melanoidin)이라는 갈색 색소 성분이 생기는데, 이

는 항산화 작용이 있어 노화 억제나 혈류 개선에 도움이 된다고 알려져 있다. 붉은 된장은 미소된장국, 나베요리(전골요리), 조림 요리 등에 자주 쓰인다.

양파 : 케르세틴이 풍부해 해독 효과가 뛰어나다.

사과식초 : 칼륨이 풍부하여 잉여 염분 배출을 촉진한다.

된장 덩이 한 개가 된장국 한 그릇 분량이다. 필요할 때마다 포크 등으로 꺼내 사용하자. 된장 덩이를 만들어놓으면 된장국 끓이는 건 간단하다.

◎ **장수 된장국 만드는 법**

먼저 다진 파, 마른 미역, 마른 밀개떡 등 적당량의 건더기 재료를 맛국물(과립 형태의 맛국물을 쓰면 편리하다)에 넣고 끓인 뒤 불을 끄고 준비해둔 된장 덩이를 적당량 넣어 잘 풀어 녹이면 장수 된장국이 완성된다.

식욕이 없을 때는 낫토와 미역귀를 넣은 '끈적끈적 된장국(네바토로 미소시루)'을 추천한다. 미역귀의 점액 성분에는 식이섬유가 풍부해 장을 부드럽게 하고 변비 해소에 효과적이다.

낫토에 함유된 '낫토키나제'는 혈류를 개선하여 장의 기능을 활성화하는 데 효과적인 발효 효소다. 단, 열에 약하므로 조리 과정에서 끓이지 말고, 된장 덩이와 마찬가지로 불을 끈 후 마지막 단계에서 넣어야 영양 손실을 줄일 수 있다.

만들기 까다롭지 않으니 꼭 만들어보자. 장수 된장국은 자율신경의 균형을 잡아주는 최고의 한 그릇이다. 매일 아침마다 챙겨 먹으면 장의 활성화에도 도움이 된다.

09
오후 3시 차 한잔으로 자율신경을 관리하자

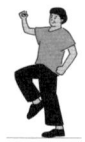

 영국에는 오후 3시부터 5시 사이에 홍차와 함께 샌드위치나 스콘 같은 가벼운 간식을 즐기는 '애프터눈 티(afternoon tea)' 문화가 있다. 이 전통은 19세기 중엽 영국 귀족들 사이에서 시작된 것으로 알려져 있다.

 일본에도 비슷한 '3시의 간식' 문화가 있다. 이 유래에 대해서는 여러 설이 있지만, 가장 유력한 것은 에도시대인 1624~1643년 무렵의 습관에서 비롯되었다는 것이다. 당시에는 아침과 저녁 두 끼만 먹었기 때문에, 그 중간인 오후 3시 무렵 출출함을 달래기 위해 간식을 먹는 풍습이 생겼다고 한다. 이후 에도시대 후기부터는 생활에 여유가 생겨 하루 세끼를 먹게 됐는데도 오후 3시의 간식 습관은 그대로 이어졌다.

이처럼 영국의 애프터눈 티 문화와 일본의 3시의 간식 문화는 단순한 식문화가 아니라 자율신경의 균형을 지키는 지혜라고 할 수 있다. 휴식 없이 일만 계속하기보다는 중간중간 차를 마시며 잠시 쉬는 것이 자율신경의 불균형도 막고 업무 효율도 높이는 방법이기 때문이다.

차 속 테아닌의 효과

차(茶)를 마시는 습관은 여러모로 건강에 도움이 된다. 특히 차에 들어 있는 '테아닌(theanine)'은 특유의 감칠맛을 내는 성분으로, 글루탐산과 구조가 비슷하다. 테아닌은 입맛을 돋우는 동시에 혈류를 타고 뇌로 전달되어 다양한 불편감을 완화하는 효과가 있다. 스트레스, 불안, 짜증 같은 정신적 긴장뿐 아니라 부종, 피로, 갱년기의 열감 등 신체적 증상 완화에도 도움이 된다. 또한 테아닌은 뇌 신경세포를 보호하고 인지 기능 저하를 예방하는 작용도 있어 뇌의 피로를 줄이고 면역력 향상에도 긍정적인 영향을 준다.

테아닌은 차나무가 햇볕을 적게 받을수록 함유량이 많아진다. 그래서 햇차나 녹차에 풍부하다. 특히 찻잎 가루를 그대로 섭취하는 말차(가루녹차)에는 찻잎을 물에 우려 마시는 일반 녹차에 비해 약 12배나 많은 테아닌이 들어 있다.

바쁜 일상일수록 잠시 멈추고 차 한잔을 즐겨보자. 오후의 짧은 티타임은 몸과 마음을 안정시키고, 자율신경의 균형을 회복시켜주는 작은 휴식 시간이다.

10
화장실 이용 시간대를 정해서 배변을 규칙화하자

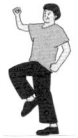

 생물의 장기 분화 과정을 보면, 장이 먼저 생기고 그다음에 뇌가 분화한다. 따라서 뇌가 가진 기능적 능력을 장도 일정 부분 지니고 있다고 할 수 있다. 모든 생명의 원점은 장이다. 대변이 차오르면 장은 뇌로 "화장실에 가라"는 신호를 보낸다. 이것이 바로 '직장항문반사'인데, 이는 '장에서 뇌로 보내는 생리적 전달'이라고 생각하면 된다.
 밤에는 부교감신경이 활성화되면서 장의 소화 활동이 활

배변 촉진 마사지

● 대장 마사지

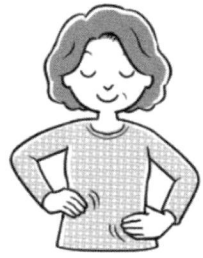 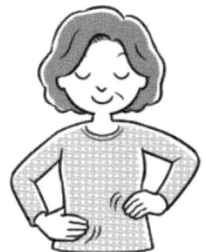

① 오른손으로 오른쪽 갈비뼈 아래, 왼손으로 왼쪽 골반 근처를 꽉 쥐고 천천히 주물러준다.
② 양손의 위치를 바꾸어 동일하게 주물러준다.

● 원형 마사지

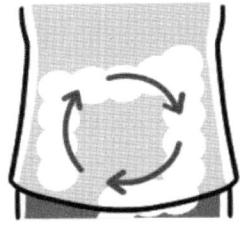 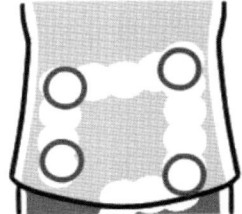

① 배꼽을 중심으로 시계 방향으로 원을 그리듯 양손으로 부드럽게 배를 마사지한다.
② 대장의 네 모서리(좌우 갈비뼈 아래, 좌우 골반 근처)를 의식하며 연동운동을 돕는다는 느낌으로 양손으로 배를 마사지한다.

발해진다. 그 결과 아침에는 배변을 할 준비가 자연스럽게 이루어진다. 그리고 장이 밀어내는 힘이 작용해 변의(便意)가 생기고 배변으로 이어진다. 그러나 50대 이후에는 부교감신경의 기능이 급격히 떨어져 장의 활동도 약해지며, 이로 인해 변비가 생기기 쉽다. 대부분의 노인성 변비는 이러한 부교감신경 기능 저하에서 비롯된다.

쾌변에도 노력이 필요하다

쾌변을 위해서는 아침 식사 후 일정한 시간에 화장실에 가는 습관을 들이는 것이 중요하다. 변의가 없더라도 정해진 시간에 화장실로 가서 양변기에 앉는 것이 포인트다. 매일 같은 시간에 화장실을 이용하면 배변 반사가 점차 학습되어 자연스럽게 장운동이 촉진된다.

아침의 배변 리듬을 만들기 위해서는 늦잠을 자거나 급하게 아침을 준비하는 습관을 고쳐야 한다. 최소 30분의 여유를 가지고 몸과 마음을 차분히 준비하자. 양변기에 앉았다면 초조해하지 말고 긴장을 풀어 부교감신경을 활성화하고 변의를 기다리자. 변의가 없는데 무리하게 용쓰는 것은 금물이다. 왜냐하면 교감신경의 활성화로 장운동이 오히려 억제되어 점점 배변이 힘들어지기 때문이다. 배변이 잘되지 않는다고 느껴지면 잠시 포기하고 다음 기회를 기다리자.

배변을 규칙화하는 것과 함께 장내 환경을 개선하는 식습관을 병행하면 배변 리듬을 만드는 데 도움을 받을 수 있다. 식이섬유, 발효식품, 요구르트, 장수 된장국 등을 식단에 포함해 장내 환경을 좋게 만들자.

배변이 원활하지 않을 때는 152쪽의 '배변 촉진 마사지'를 해보는 것도 좋다. 아침에 일어난 직후나 식후 1~2시간 뒤, 혹은 잠들기 전처럼 복부의 긴장이 풀린 상태에서 실시하면 장의 연동운동을 자연스럽게 돕는다. 이때 너무 세게 누르지 말고, 손바닥으로 천천히 깊게 압을 주는 것이 중요하다. 대장은 하복부에 사각형 형태로 자리 잡고 있으며, 대장의 네 모서리(좌우 갈비뼈 아래와 좌우 골반 근처)에 변이 정체되기 쉽다.

대장 마사지와 원형 마사지는 각각 하루 5~10분 정도, 부드럽게 꾸준히 해주면 충분한 효과를 기대할 수 있다.

나이가 들수록 장을 소중히 여기자

나이가 들면 장의 연동운동을 돕는 아세트산을 만들어내는 비피두스균이 급격히 줄어들고 부교감신경의 기능 저하와 함께 장내 환경이 악화된다. 체외로 배출되어야 할 오물이 배출되지 않고 장 속에 가득한 상황은 무엇에 비유될 수 있을까? 마치 꽉 막힌 하수구와 같을 것이다.

  장은 기능이 매우 뛰어난 기관이다. 자체 신경망을 갖추고 있을 뿐 아니라 자율신경의 지배도 받는다. 실제로 장은 수술로 잘라내어 체외에 두어도 일정한 움직임을 지속한다. 이처럼 독립적인 기능과 자율신경의 통제를 동시에 받는 장기는 인체에서 장이 거의 유일하다.

  좋은 장내 환경과 원활한 배변을 위해서라도 장을 소중히 여기자.

Chapter 5

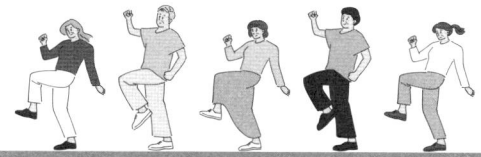

노화를 멈추고
건강을 회복하는
자율신경 리셋 습관

01
아침 기상 후 누워서 스트레칭을 한다

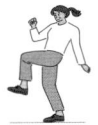

일본 후생노동성이 발표한 2021년도 간이생명표에 따르면, 일본인의 기대수명은 남성이 81.47세, 여성이 87.57세다. 이는 2020년에 기록된 최고치를 갱신하지 못하고 남성은 0.09세, 여성은 0.14세 짧아진 수치다. 장수 국가로 알려진 일본에서 기대수명이 전년보다 낮아진 것은 동일본 대지진의 영향을 받았던 2011년 이후 처음이라고 한다.

이는 코로나19 팬데믹의 영향을 크게 받은 결과다. 그 원인 중 하나는 감염 자체로 인한 사망이지만, 더 근본적인 문제는 '건강상의 2차 피해'다. 코로나19 예방을 위한 사회적 거리 두기와 외출 자제로 인해 고독감과 사회적 고립이 심화되고 활동량이 줄어들면서 신체적·정신적 건강이 함께 악화된 것이다. 인간관계의 단절과 운동 부족은 비만과 생활습관병을 악화시키고, 면역력 저하와 스트레스를 유발해 마음의 건강에도 나쁜 영향을 끼친다.

특히 65세 이상 고령자 중에는 코로나19 팬데믹으로 외출 횟수나 근육량이 줄어든 사람이 예년의 약 3배에 이르렀다는 연구 결과도 있다. 이와 같은 상태를 '노쇠(老衰, frailty)'라고 부르는데, 신체가 점차 허약해지면 낙상·골절, 인지능력의 저하로 이어져 순식간에 '장기요양 대상자'가 되고, 결국은 '자리보전(몸져눕기)' 상태로 직행해버린다.

아침에 누운 채 하는 스트레칭

장기요양 대상자가 되지 않으려면 '아침에 누운 채 스트레칭하기'가 매우 유용하다. 아침에 눈을 뜬 직후에 몸은 아직 완전히 깨어 있지 않은, 반쯤 잠든 상태다. 이때 갑자기 몸을 일으키면 교감신경이 급격히 자극되어 부담이 될 수 있다. 따라서 자율신경의 관점에서 보면, 아침에는 침대에 누운 채 천천히 스트레칭을 하며 몸을 깨우는 것이 이상적이다. 누워서 하는 동작이기 때문에 게으르거나 운동을 싫어하는 사람도 부담 없이 실천할 수 있다.

장을 자극하여 연동운동을 촉진하는 효과도 있으므로 3~5분 정도 스트레칭을 해보자.

교감신경을 깨우는 스트레칭

● 단순 트위스트

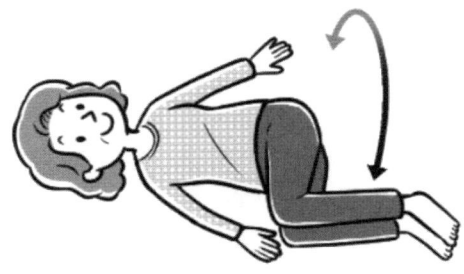

① 누운 상태에서 무릎을 세운다.
② 배에 힘을 빼서 긴장을 푼 뒤, 숨을 내쉬면서 두 무릎을 천천히 좌측으로, 우측으로 넘어뜨린다.
③ 3~5분 정도 반복한다.

● 몸통 측면 펴기

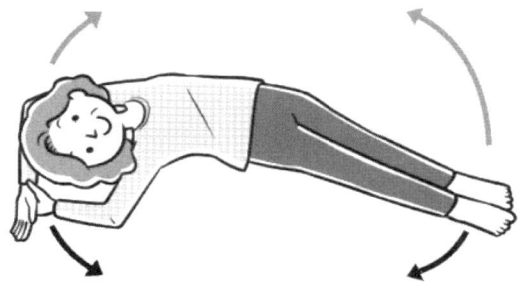

① 누운 채 양팔을 들어 만세 자세를 하고 왼쪽 손목을 오른손으로 잡는다.
② 숨을 내쉬면서 왼쪽 팔다리를 오른쪽으로 기울여 초승달 같은 자세를 취한다. 이때 3~5회 심호흡을 하면서 왼쪽 옆구리를 이완한다.
④ 반대쪽도 같은 방법으로 하면서 3~5분 정도 반복한다.

● 장 자극 스트레칭

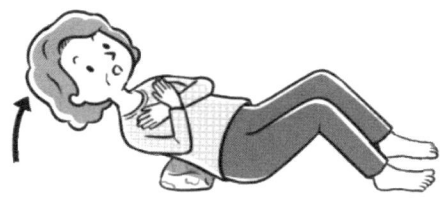

① 누운 상태에서 허리 아래에 쿠션을 두고 무릎을 세운다.
② 가슴 위에 손을 교차로 얹고, 숨을 내쉬면서 배꼽을 바라보듯 상체를 일으켰다가 숨을 들이쉬면서 상체를 내린다.
③ 상체를 일으킬 때는 견갑골 윗부분이 살짝 뜨는 정도가 적당하다.
④ 이 동작을 편안한 자세로 3~5분 정도 반복하면 복근 강화와 장운동 촉진 효과를 동시에 얻을 수 있다.

스트레칭을 마친 뒤에는 커튼을 열고 아침 햇살을 받으며 천천히 심호흡을 하자. 이때 뇌에서는 행복 호르몬인 세로토닌이 분비된다. 세로토닌이 분비되면 하루를 시작할 때 기분이 안정되고 스트레스에 대한 저항력이 높아진다. 더불어 자율신경의 균형도 잡힌다.

아침에 충분히 분비된 세로토닌은 밤이 되면 '수면 호르몬'으로 불리는 멜라토닌의 원료로 전환되어 밤의 숙면에 도움을 준다. 결국 '아침에 누운 채 하는 스트레칭'은 하루의 시작과 끝을 모두 건강하게 만들어주는 가장 손쉬운 자율신경 조절 습관이다.

02
아침 기상 후엔
물 한 컵을 마신다

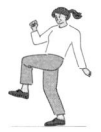

장운동을 활발하게 하고 장내세균의 균형을 유지하기 위해 꼭 가져야 하는 습관은 '아침 기상 후 물 한 컵 마시기'다. 나 역시 매일 아침 실천하는 습관이다. 아침 공복에 마시는 물 한 컵은 잠자는 동안 땀으로 잃은 수분을 보충하는 것은 물론 '위대장 반사(gastrocolic reflex)'를 유도한다. 이것은 장의 연동운동을 촉진하는 반응이다.

장은 밤 동안 소화와 흡수를 마친 뒤라 아침에는 비교적 활동이 느려져 있다. 이때 일어나자마자 물 한 컵을 마시면 잠들어 있던 장이 자극을 받아 깨어난다. 소장과 대장을 합치면 길이 7m가 넘는데, 장의 움직임이 둔해지면 음식물 찌꺼기나 노폐물이 정체되어 변비가 생기기 쉽다. 그러나 아침에 물 한 컵을 마시면 장의 연동운동이 촉진되어, 아침 식사 전에 자연스럽게 변의가 생기고 원활한 배변이 가능해진다.

아침의 물 한 컵은 부교감신경을 깨운다

물을 마실 때 순서를 지키면 효과를 더 높일 수 있다. 먼저 입안을 헹군다. 수면 중에 침이 줄어들며 입안에서 번식한 세균을 씻어내는 것이다. 그다음엔 물 한 컵을 단숨에 마시는 것이 핵심이다. 꿀꺽 들이키면 훨씬 쉽게 장을 자극할 수 있다. 물의 온도는 상온이나 미지근한 정도가 좋다. 너무 차가운 물은 장을 냉하게 만들어 오히려 부담을 줄 수 있다.

다시 말하지만, 아침은 부교감신경의 활동이 저하되기 쉬운 시간대다. 이때 부교감신경의 지배를 받는 장을 움직이게 함으로써 부교감신경을 활성화할 수 있다. 실제 여러 연구에서도 '물을 자주 마시는 사람일수록 부교감신경의 활성도가 높게 유지됐다'는 결과가 보고되었다. 이는 아침의 물 마시는 습관이 자율신경의 균형을 잡는 데 중요하다는 점을 말해 준다.

부교감신경의 기능이 저하되면 변비가 생기기 쉽다. 변비로 고생하는 것은 여성만이 아니다. 내가 근무하는 병원에 방문하는 변비 환자들 대부분은 20~30대의 여성과 50대 이후의 남성이다. 남성이 여성보다 약 10년 먼저 부교감신경의 기능이 떨어지기 시작하므로, 고령 남성 중 변비에 시달리는 사람이 예상보다 많다.

변비 외래에서는 환자들에게 가장 먼저 '아침 기상 후 물 한 컵 마시기'를 실천하게 한다. 그 결과 치료가 진행되는 동안에 변비가 개선되었을 뿐만 아니라 냉증이나 두통이 호전되고 활력이 되살아나는 등 다양한 치료 사례가 많다.

이러한 효과는 장의 연동운동이 좋아지면서 혈액의 질이 개선되기 때문이다. 장에서 흡수된 영양분이 담긴 혈액은 전신으로 퍼져 나가는데, 장이 잘 움직일수록 혈액은 더 깨끗하고 순환이 원활하다. 그렇기에 장운동이 좋아져 변비가 해소되면 온몸의 혈류가 개선되어 각종 신체 기능도 활발해진다. 실제로 나를 포함해 '아침 기상 후 물 한 컵 마시기'를 꾸준히 실천한 사람 대부분이 일주일 이내에 장의 움직임이 좋아지고 배변이 수월해졌다고 느꼈다.

  아침뿐 아니라 점심과 저녁 식사 전에 물을 마시면 같은 위대장 반사가 일어난다. 그러니 반드시 '아침 기상 후 물 한 컵 마시기'를 습관화하여 장내 환경을 정돈하고 자율신경의 균형을 바로 세워보자.

03
매일 몸무게를 재고, 대소변을 점검한다

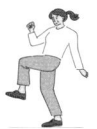

자신의 자율신경이나 장내 환경이 어떤 상태인지 궁금할 때 가장 손쉽게 확인할 수 있는 방법이 있다. 바로 '매일 체중 재기'다. 체중은 거짓말을 하지 않는다. 자율신경이 흐트러지는 식생활을 하면 그 영향이 숫자로 그대로 드러난다. 또한 장내 환경이 악화되고 면역력도 저하된다.

체중 검사는 간단하다. 매일 체중계에 올라서면 된다. 아침에만 재는 것도 좋지만, 될 수 있으면 아침과 저녁에 각각 재는 것이 이상적이다. 그렇게 하면 하루 동안의 체중 변화를 통해 장내 환경의 상태를 좀 더 정확히 파악할 수 있다.

잠자기 전후의 체중 차이를 본다

자는 동안에도 신체는 에너지를 소비한다. 장내 환경이 건강하게 유지되고 있다면 전날 밤에 비해 다음날 아침의 체중이 1kg 정도 줄어 있을 것이다. 만약 체중이 거의 변하지 않았거나 오히려 늘었다면 자율신경의 균형이 깨져 있고 장내 환경이 나쁘다는 것을 말해준다.

체중 변동의 기준은 자신의 표준체중으로부터 ±2kg이다. 만약 일주일 사이에 2kg 이상 체중이 늘었다면 과식이나 운동 부족, 스트레스 등으로 자율신경이 흐트러진 결과일 가능성이 높다. 이럴 때는 체중이 늘어난 원인을 파악해 식습관이나 생활 리듬을 바로잡아야 한다.

반대로, 평소와 같은 생활을 하는데도 1주일에 2kg 이상 체중이 줄었다면 몸 어딘가에 이상이 생겼다는 신호로 봐야 한다. 급격한 체중 감소는 면역력 저하나 감염, 내분비계 이상 등과 관련이 있을 수 있으므로 빨리 병원에서 진찰받아보기를 권한다. 참고로, 나 역시 매일 체중을 관리하고 있기에 고등

학교 시절 이후 지금까지 변함없는 체중을 유지하고 있다.

대소변 상태로도 건강을 점검한다

체중 관리와 함께 소변과 대변의 상태를 살피는 것도 건강을 확인하는 중요한 지표가 된다.

소변은 빛깔, 오줌발, 냄새, 거품, 빈뇨감, 배뇨 시 통증, 혈뇨 여부 등을 관찰한다. 특히 소변의 빛깔이 평소보다 짙다면 수면 중 체내 수분이 많이 손실됐을 가능성이 있다. 이럴 때는 아침 기상 후 마시는 물의 양을 늘리는 것이 좋다. 그 밖에도 당뇨병, 신장 질환, 방광염, 전립선 질환 등의 여부도 소변 상태를 통해 알 수 있다.

대변 역시 몸 상태를 드러내는 중요한 신호다. 이상적인 대변은 황갈색의 바나나 모양으로, 힘주지 않아도 자연스럽게 '쓱' 배출되는 상태다. 색깔이나 형태, 부드러운 정도, 냄새 등을 잘 관찰하자. 변이 물에 뜨는지의 여부도 중요 사항이다. 변이 물에 뜨면 식이섬유가 충분하다는 뜻이고, 가라앉는다면 부족하다는 의미다. 냄새가 강하거나, 짙은 갈색·흑갈색을 띠거나, 덩어리가 크고 딱딱하거나, 작은 알갱이처럼 동글동글한 변은 장내 환경이 균형을 잃은 상태일 수 있다. 또한 거무칙칙한 대변이 며칠 동안 계속 나오거나 설사와 변비가 반복적으로 지속된다면 소화기 질환이나 염증, 출혈 등 건강 이상을 의심해볼 수 있다.

물론 여기에 열거한 것은 어디까지나 일반적인 기준이다. 제멋대로 스스로 판단하지 말고, 뭔가 평소와 다르게 신경 쓰이는 일이 지속된다면 반드시 전문의와 상담을 해야 한다.

중요한 것은 하루하루의 작은 변화를 놓치지 않는 것이다. 매일 아침 체중을 관리함으로써 비만을 막고, 나아가 소변·대변 상태까지 점검하는 습관을 들이면 질병을 조기에 발견하는 데도 큰 도움이 된다.

04
매일 아침 30분
일찍 일어나 뇌를 쓴다

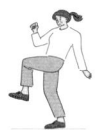

'일찍 일어나는 새가 벌레를 잡는다'는 속담이 있다. 부지런하게 하루를 시작하는 사람에게 좋은 일이 따른다는 의미다. 또한 일찍 일어나는 습관은 근면함의 상징일 뿐 아니라 자율신경의 작용에도 크게 영향을 미친다.

아침은 자율신경의 활성화 주체가 부교감신경에서 교감신경으로 바뀌는 시간대다. 기상 후 아침 햇볕을 받으면 교감신경이 서서히 활성화되지만, 여유 없이 바쁜 아침 시간을 맞이

하면 교감신경이 급격히 활성화되어 자율신경의 리듬이 부드럽게 전환되지 못한다. 이렇게 시작된 날에는 자율신경의 균형이 흔들리고, 자율신경과 밀접한 장의 기능이나 장내 환경에도 악영향을 끼치게 된다.

아침이 분주하면 교감신경이 급격히 활성화된다

자율신경은 더위·추위와 같은 온도 변화나 식사·운동 같은 외적 요인, 정신적 긴장이나 감정 상태에도 영향을 크게 받는다. 시간에 쫓기거나 마음이 초조하기만 해도 교감신경이 자극되어 호흡이 얕아진다. 호흡이 얕아지면 혈류가 나빠져 뇌의 활동이 저하되고 사고력·판단력도 떨어져 하루 전체의 컨디션이 흐트러진다.

이와 반대로, 아침에 여유를 가지면 교감신경이 무리 없이 활성화되고 부교감신경의 작용도 자연스럽게 이어져 심리적 안정감이 생긴다.

그런 의미에서 내가 추천하는 습관은 '매일 30분 일찍 기상하기'다.

밤샘 작업으로 몸이 무거워 제 시간에 일어나지 못하거나 약속이 있는데도 아슬아슬한 시간에 일어나서 식사도 못 하고 황급히 준비하게 되면 문제가 생기기 쉽다. 그러나 30분이라도 시간의 여유를 갖는다면 부상 같은 사고를 피할 수 있고, 동시에 자율신경도 안정시킬 수 있다. 시간이 넉넉하면 책을 읽거나 음악을 듣는 등 자신이 좋아하는 일을 하며 차분히 하루를 준비할 수 있다. 나 역시 날마다 일찍 일어나 정성스럽게 커피를 내리고 그날의 일정을 확인하면서 느긋하게 하루를 시작한다.

아침 여유 시간엔 운동보다 뇌 단련을 하자

일찍감치 기상할 경우 남는 시간을 어떻게 활용하는지도 중요하다. 많은 사람이 아침에 일찍 일어나 운동을 하는 것이 좋다고 생각할 텐데, 생리학적으로는 아침 운동을 추천하지 않는다. 몇 가지 이유가 있는데, 그중 하나가 다치기 쉽다는 것이다.

앞에서 지적했듯, 아침은 교감신경이 급격히 활성화되는 시간대다. 혈관이 수축되고 근육이 단단해진다. 이렇게 근육이 굳어져 몸을 움직이기 어려운 상태에서 운동을 하면 무릎이나 허리 등의 관절에 부담이 가해져 부상 위험이 높아진다. 특히 고령자가 이른 아침에 조깅 등의 운동을 하면 낙상이나 심장에 대한 부담이 증가하는 등 위험성이 커진다. 실제로 심근경색이 가장 많이 발생하는 시간대가 아침이다. 원래 아침은 몸 상태가 불안정한 시간대다.

내가 아침 운동을 추천하지 않는 또 다른 이유는 피로가 쌓일 수 있기 때문이다. 일어나자마자 잠이 덜 깬 상태에서 조깅은 물론 산책이나 걷기 정도의 가벼운 운동을 해도 몸이 쉽게 피로해진다. 이처럼 자율신경이 흐트러진 채로는 운동을 하더라도 기대한 정도의 운동 효과를 얻기 어렵다.

최근에는 스포츠의학의 발전으로 아침 운동이 부상으로 이어지기 쉽다는 사실이 밝혀지면서 대학 운동부에서도 새벽 운동은 피하고, 오전 10시 이후에 훈련을 시작하는 곳이 점점 늘고 있다. 나 역시 한때 아침 운동을 실천해본 적이 있다. 일찍 일어난 성취감으로 기분은 상쾌했지만, 막상 업무를 시작하자 이미 몸이 피로해지고 동작이 느려지며 집중력도 떨어지는 것을 느꼈다.

아침은 뇌가 가장 맑은 시간대다

아침 시간은 하루 중 뇌가 가장 효율적으로 작동하는 황금 시간대다. 이때는 몸을 억지로 움직이기보다는 머리를 쓰는 활동이 훨씬 더 효과적이다. '아침의 한 시간은 밤의 세 시간과 맞먹는다'는 말이 있듯, 머리가 맑고 집중력이 높은 아침에는 기억력 증진 효과도 노려볼 만하다.

  따라서 아침에는 뇌를 단련하는 활동이 좋다. 책을 읽거나 글을 쓰고, 새로운 언어나 기술을 배우는 것도 좋다. 뇌 단련은 나이 제한이 없으며, 이런 활동은 뇌의 노화 방지와 자율신경의 균형 유지에도 도움이 된다. 해보고 싶었던 일, 자신이 즐겁다고 생각하는 것을 찾아 아침 시간에 도전해보자. 하루의 리듬을 건강하게 만드는 자율신경의 시작점이 될 것이다.

05
엘리베이터나 에스컬레이터 대신 계단을 이용한다

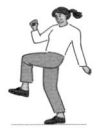

고령이 되어서도 건강하고 활기차게 생활하려면 잘 움직이는 것이 무엇보다 중요하다.

대체로 현대인은 앉아서 보내는 시간이 너무 길다. 그러나 오래 앉아 있으면 노화를 앞당기고 면역력도 약해져 각종 질병에 걸릴 위험성이 커진다. 세계보건기구(WHO)는 장시간 앉아 있는 생활이 비만은 물론 당뇨병과 암, 심혈관 질환을 일으키는 원인이 된다고 경고하고 있다.

앉아만 있지 말고 몸을 움직이는 편이 좋다고 해서 헬스클럽에 다니거나 운동량이 많은 스포츠를 할 필요는 없다. '계단 오르내리기'만으로도 충분하다.

나 역시 학교나 지하철역의 계단을 오르내리고, 가끔 걷는 정도 외에는 특별한 운동을 하지 않는다. 그래도 지금까지 심신의 건강을 유지하고, 고등학교 시절의 체중을 변함없이 유지하고 있다.

계단 오르내리기는 언제 어디서나 실천할 수 있다. 오르내릴 수 있는 계단은 주변에 흔하기 때문이다. 여러분은 공공장소의 엘리베이터나 에스컬레이터를 이용하는가? 보통 외출할 때는 이런 설비들에 의존하지 않고 계단을 이용하는 것만으로도 충분히 운동량을 늘릴 수 있다.

실제로 계단 오르내리기로 소비하는 열량은 1분당 약 7kcal라고 한다. "그 정도로 충분할까?" 싶겠지만, 이 습관이 1개월이나 1년 동안 쌓이면 그 양이 대단하다. 이는 일반 걷기의 3배이며, 조깅·테니스에 의한 소비열량보다 많다. 운동량은, 심장병이나 뇌졸중 등의 위험성을 경감시키는 데는 단 7분도 적합하다는 연구 결과가 있다. 지금부터라도 계단 오르내리기를 습관으로 만든다면 5년 내지 10년 후의 근력·체력은 아무것도 하지 않았던 때보다 확연히 강해질 것이다.

우선, 계단 오르내리기를 한 달간 꾸준히 실천해보자. 어느 정도 몸에 익숙해지면 두 번째 달부터는 근처 사찰이나 교회, 성당 등 종교 시설의 계단을 오르며 참배하는 습관을 더하는 것이 좋다. 나 역시 매달 절을 찾는다. 그때마다 "한 달 동안 활기차게 살았습니다! 다음 달에도 열심히 살겠습니다!"라고 신(神)에게 보고 한다.

이처럼 작더라도 뭔가 목적이 있으면 보람도 생기고 지속하기도 쉬워진다. '매일 주변의 계단을 오르고, 한 달에 한 번은 종교 시설의 계단을 오르내리자!'라는 식으로 강약을 조절하는 것도 계단 오르내리기를 지속하는 데 도움이 된다.

여기에 플러스알파를 더하자면, 지하철이나 버스 등 대중교통을 이용할 때는 앉지 않고 서 있는 것이 좋다. 서 있기만 해도 근육을 사용하게 되어 다리와 허리 근육이 약해지는 것을 예방하는 효과를 누릴 수 있다. 전신의 근육 중 3분의 2가 하반신에 있다. 그래서 하반신을 움직이는 습관은 노화를 늦추는 데 매우 중요하다.

근육은 뇌간에서 내려온 신경 자극을 통해 움직인다. 뇌간 또한 자율신경의 균형을 조절하는 핵심 기관이다. 따라서 계단을 오르내리거나, 앉았다가 일어나는 동작을 반복하거나, 다리와 허리를 자주 움직이는 습관을 들이면 뇌간이 자극되어 고령이 되어도 제대로 움직이는 몸을 만들 수 있다.

5년 후 혹은 10년 후에도 자신의 다리로 걸을 수 있을지 어떨지는 여러분의 의지와 실천에 달려 있다.

06
잠들기 전
세 줄 일기를 쓴다

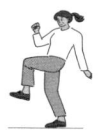

한국 통계청의 자료에 따르면 2024년 기준으로 65세 이상 가구의 약 22%가 1인 가구로 추정된다. 독신으로 지내는 사람, 이혼하고 혼자 된 사람, 배우자와 사별한 사람이 그들이다. 핵가족화가 일반화된 지금은 65세를 넘긴 고령자는 누구나 고독을 느끼기 쉬운 환경에 직면해 있는 것이다.

문제는 이 고독이 낳은 스트레스가 매우 강해 자율신경을 어지럽히고 심신에 악영향을 끼친다는 점이다. 이런 상태가 지속되면 심근경색이나 뇌졸중으로 사망할 위험성이 커지는데, 심지어 하루 15개비의 담배를 피우는 것과 위험성이 같다고 말하는 연구자도 있다.

살아가기 위해서는 삶의 동기와 목표가 필요하다. 목표를 가지고 앞으로의 인생을 자신이 주체적으로 컨트롤한다는 인식이 고립에서 오는 외로움과 스트레스를 예방하고 완화하는 데 도움이 된다.

하루 세 줄 일기 쓰기로 마음의 평안을 얻는다

그래서 추천하고 싶은 것이 '일기 쓰기'다. 하지만 일기를 써본 적이 없는 사람에게는 어려운 일이 될 수 있다. 그런 이들을 포함해 모든 사람이 쉽게 쓸 수 있도록 고안한 것이 '세 줄 일기'다. 자율신경의 안정에도 도움이 되는 '세 줄 일기 쓰기'는 내가 런던에서 유학하던 시절에 함께 일하던 동료 의사로부터 배운 방법을 내 식으로 변형한 것이다.

이름 그대로, 단 세 줄만 쓰면 된다.

- **첫째 줄** : 오늘 가장 실패한 일
- **둘째 줄** : 오늘 가장 감동했거나 감사했던 일

● **셋째 줄**: 스트레스나 문제 해결 방법, 또는 내일의 목표

첫째 줄에 '실패한 일'을 쓰는 이유는, 실패를 무심히 넘기지 않고 정면으로 받아들여 같은 실수를 되풀이하지 않기 위해서다. 무엇에 스트레스를 느꼈는지 객관적으로 돌아보면서 부정적인 감정을 씻은 듯이 없애도록 의식하는 효과가 있다.

둘째 줄에 적는 '감동했거나 감사한 일'은 어떤 작은 것이라도 상관없다. 그날 마음을 가장 크게 움직였던 일과 기뻤던 일을 적는다. 오늘 하루 나쁜 일이 생기지 않았다는 깨달음이 새로운 호기심을 불러일으킨다. 나이가 들수록 부교감신경이 저하하기 쉬우므로 '기쁘다', '즐겁다', '행복하다', '아주 좋다' 같은 감정을 늘려서 부교감신경을 활성화하자.

셋째 줄에는 '스트레스나 문제의 해결 방법, 또는 내일의 목표'를 기록함으로써 미리 할 일을 머릿속에 기억해둔다. 하나하나의 일을 명확히 함으로써 내일에 대한 막연한 불안감이 줄어들고 마음도 안정된다.

손으로 쓰는 일기의 치유력

중요한 것은 '손으로 쓰는 것'이다. 손으로 문장을 쓰는 것

은 자율신경의 균형을 조절하고 마음을 진정시키는 효과가 있다.

나는 침대 머리맡에 노트를 두고 매일 자기 전 '세 줄 일기'를 쓴다. 하루의 끝에 마음을 정리하고 정성스럽게 손으로 일기를 쓰는 습관은 기분 좋게 잠들 수 있게 한다. 쓰는 장소와 시간을 일정하게 정해두면 아침 양치질이나 세수처럼 자연스러운 일상의 습관으로 만들 수 있다는 장점이 있다.

'세 줄 일기 쓰기'는 짧고 간단하지만 자율신경의 균형을 되찾는 데 놀라울 만큼 효과적인 습관이다.

07

30분마다 일어나
새우등을 편다

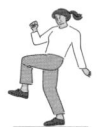

  자율신경의 균형이 무너지거나 위장의 기능이 약해져 장내 환경이 나빠질 때 나타나는 증상으로 변비가 가장 흔하다. 나는 오랫동안 환자를 진료하면서 이러한 변비 환자들에게는 공통적으로 '새우등' 습관이 있다는 사실을 확인할 수 있었다.

  새우등이 되면 등이 새우처럼 둥글게 말리면서 몸 앞쪽이 눌리고 내장이 압박되어 위장의 작용이 둔해진다. 게다가 새우등 자세로 무거운 머리가 앞으로 쏠리면 그 무게를 지탱하기 위해 목 근육이 긴장한 상태가 지속되고, 결과적으로 목과 어깨에 지속적으로 부담이 가해진다.

뇌간이 압박되면 자율신경의 균형이 깨진다

머리를 지탱하는 목뼈, 즉 경추의 상부는 두개골의 바닥과 연결되어 있으며, 바로 그 근처에 자율신경을 조절하는 뇌간이 있다. 뇌간은 뇌와 척수를 이어주며 중요한 혈관과 신경의 통로이기 때문에, 새우등 자세가 지속되면 목 윗부분을 지나는 혈관과 신경이 압박되어 혈류와 신경 전달의 흐름이 악화되고 자율신경이 통제되지 않기에 균형이 무너져버린다. 이러한 불균형은 변비만이 아니라 목과 어깨의 결림과 두통, 손발의 저림이나 통증 같은 다양한 증상을 야기하는 원인이 된다. 이럴 때 가장 확실한 해결책은 '새우등을 펴는 것', 즉 '굽은 등을 바로 세우는 것'뿐이다.

하지만 오랫동안 새우등 자세로 지내왔기에 몸이 기억해버린 자세를 바꾸는 것은 무척 어려운 일이다. 그래도 새우등의 원인이 되는 생활습관을 하나하나 고쳐가는 노력이 필요하다. 실천하기 쉬운 것은 앉아 있을 때 30분마다 일어서는 것을 습관화하는 것이다.

새우등을 교정하는 체조

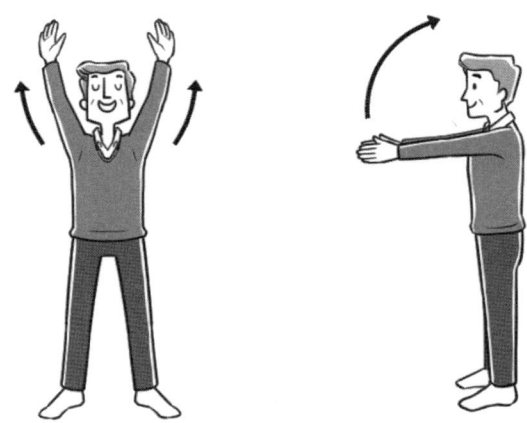

30분에 한 번씩 일어나 기지개를 켜거나 크게 팔을 돌려 배나 가슴을 펼치자.

현대인은 앉아서 생활하는 시간이 너무 길다는 점을 앞에서 언급했다. 일을 하고 있을 때라도, 집에서 TV를 보거나 독서할 때라도 30분이 지나면 한 번 일어서는 것이 새우등을 교정하는 첫 번째 스위치다.

여기에 더해 일어서서 기지개를 켜거나 팔을 크게 돌려서 가슴과 배를 펼치는 동작을 하면 효과는 더 커진다. 이는 누구나 할 수 있는 간단한 새우등 리셋 방법이다.

08

천천히 말하고,
먼저 나서서 말하지 않는다

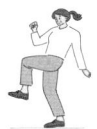

지금까지 자율신경의 균형을 이루기 위한 핵심으로 '천천히 행동하기', '천천히 호흡하기', '천천히 먹기' 등 '천천히'의 장점을 이야기해왔다. 여기에 하나를 더 덧붙이면, 바로 '천천히 말하기'다.

'천천히 말하기'는 제대로 호흡하면서 대화하는 것을 의미한다. 그 과정에서 산소가 충분히 흡수된 질 좋은 혈액이 심장으로부터 뇌·폐·간·장·신장 등의 장기를 돌아 온몸 구석구석까지 원활히 순환을 한다. 이렇게 혈액이 뇌에 잘 전달되면 뇌세포가 활성화되어 머리가 맑아지고 집중력도 높아진다.

빨리 말하면 자율신경이 흐트러진다

반대로, 말을 빠르게 하면 호흡이 얕아지고 빨라지면서 교감신경만 과도하게 활성화된다. 순간적으로 기운이 나거나 말이 잘 나오는 듯하지만, 이 상태가 오래 지속되면 혈관이 수축하고 혈류가 정체된다. 빠른 말은 실언이나 공격적인 말투를 유발하기 쉽고, 말하는 자신뿐 아니라 듣는 상대방의 자율신경까지 긴장시키는 부작용을 낳는다.

나서서 말하면 실언의 가능성이 커진다

자율신경의 균형을 깨지 않고 의사소통을 원활하게 하기 위한 방법으로 천천히 말하는 것과 함께 '내가 먼저 말문을 열지 않는 것'도 효과적이다.

사실 예전의 나는 말이 빠르고 수다스러웠다. 그러다 보니 가끔은 입을 잘못 놀려 쓸데없는 말을 하고 나중에 후회하며 스스로를 책망하곤 했다. 그런 실수의 되풀이에서 얻은 깨달음이 '내가 먼저 말문을 열지 않는다'는 원칙이다. 이는 침묵

하거나 회피한다는 뜻이 아니다. 상대가 말을 걸면 성의 있게 응답하되, 굳이 먼저 나서서 말을 꺼내지 않는다는 단순한 습관이다. 그저 내가 먼저 적극적으로 말하려고 나서지 않는다는 '나만의 원칙'을 정한 것이다.

  이 원칙을 실천한 후로 놀라울 만큼 실언이 줄었다. 더불어 부주의한 말을 하고 나서 침울해지는 일도 줄어들고, 자율신경의 균형 잡기는 상당히 좋아졌다.

  자꾸 실언을 하거나 말로 인한 스트레스로 고민인 사람이라면 '쓸데없는 말은 하지 않는다'는 원칙도 괜찮을 것이다. '천천히, 조용히 말하자!', '내가 먼저 말하지 말자!'와 같은 원칙을 정해 의식하는 것만으로도 말을 선택할 여유가 생기고, 말로 인한 스트레스가 줄어 자율신경의 균형을 잡는 데 큰 도움이 된다.

09
화내지 않는 습관을 실천한다

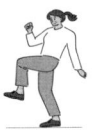

 최근 '분노조절장애'라는 말이 유행어가 됐을 만큼 가족이나 음식점 점원에게, 길에서 마주친 낯선 사람에게 순간의 화를 참지 못하고 격하게 표출하는 사람이 늘고 있다. 이러한 현상의 원인은 다양하지만, 특히 '분노'라는 감정을 억제하는 전두엽의 기능이 약해졌기 때문이라고 짐작된다.
 전두엽은 감정을 통제하고 이성을 유지하는 뇌의 핵심 부위다. 하지만 노화로 전두엽의 기능은 점차 쇠퇴해, 이르면

40대 초반부터 그 징후가 나타난다.

Chapter 1에서, 부교감신경은 50대가 되기 전에 급격히 저하되는 시기가 있다는 사실을 언급했다. 남성은 30대, 여성은 40대부터 부교감신경의 작용이 10년에 약 15%씩 저하되는 현상이 조사·연구에 의해 알려졌다. 이런 자율신경의 불균형이 초조와 분노의 감정을 담당하는 교감신경을 과도하게 활성화시켜 감정 폭발을 유발한다.

자율신경은 뇌의 시상하부에서 제어된다. 시상하부와 밀접한 관계에 있는 것이 전두엽이다. 앞서 지적한 전두엽의 쇠퇴 시기와 부교감신경의 기능 저하 시기가 딱 맞아떨어진다는 점에서도 알 수 있지만, 전두엽의 약화는 자율신경의 흐트러짐과 깊은 관련이 있다.

분노의 감정만큼 자율신경의 균형을 무너뜨리는 것은 없다. 화를 내면 낼수록 혈액은 끈적해지고 교감신경은 더욱 과도하게 활성화된다. 연구에 따르면 분노나 격한 감정으로 인해 급격히 자율신경이 흐트러지면 그후 최소 3시간 이상 그 상태가 지속된다는 사실도 밝혀졌다. 아주 조금만 화가 나도 한번 흐트러진 자율신경은 좀처럼 쉽게 회복되지 않는다는 의미다.

화가 날 땐 천천히 심호흡을 하자

그래서 추천하고 싶은 것이 '화내지 않는' 습관이다.

먼저, 화가 나면 '천천히 심호흡하기'를 실천하자. 이는 Chapter 3에서 소개한 바 있는, 부교감신경을 활성화해서 자율신경의 균형을 잡아주는 호흡법이다. 잠깐 짜증이 날 때는 코로 들이쉬고 입으로 내쉬는 '1 대 2 호흡법'(99쪽 참고)을 실천해보자.

전두엽은 산소 공급이 줄면 정상적으로 작용하지 않기에, 이를 방지하기 위해서도 심호흡은 필수다. 천천히 호흡하는 것만으로도 마음이 차분해지고, 금세 평온한 기분을 되찾을 수 있다.

천천히 물 한 컵을 마시자

또 하나의 방법은 '천천히 물 한 컵 마시기'다.

앞서 말한 것처럼, 물을 마시면 장의 연동운동이 자극되어 부교감신경이 활성화한다. 이로써 분노로 인해 과도하게 활성화된 교감신경의 작용을 완화할 수 있다. 물 한 컵을 천천히 마시는 것만으로도 몸과 마음이 함께 진정되는 것이다.

짜증이 날 땐 천천히 계단 오르내리기를 하자

앞서 소개한 '계단 오르내리기'도 분노 해소에 효과적이다.

짜증이 났을 때의 계단 오르내리기는 천천히, 리듬감 있게 하는 것이 중요하다. 격하게 몸을 움직이면 교감신경을 자극하므로 '천천히' 움직여야 한다. 리드미컬하게 동작을 반복하면 부교감신경이 활성화되어 자율신경이 균형을 회복한다.

입꼬리를 올리며 웃자

'웃으면 복이 온다'는 옛말에도 과학적 근거가 있다. 웃는 것만으로도 얼굴 근육의 긴장이 풀리며, 그 자체로 부교감신경이 활성화된다. 반대로 분노의 표정은 얼굴 근육의 긴장도를 높여 교감신경을 과도하게 자극한다.

실제로 다양한 표정을 지었을 때 자율신경의 변화를 측정한 결과, 진심으로 웃을 때뿐 아니라 '거짓 웃음'일 때도 부교감신경이 활성화되는 현상이 확인되었다. 이는 단순히 입꼬리를 올리는 동작만으로도 얼굴 근육의 긴장이 완화되기 때문으로 여겨진다.

연구에 따르면 웃음은 전두엽의 기능을 회복시키는 데 도움이 되며, 뇌를 활성화시켜 치매 예방 효과도 기대할 수 있다.

10
'모두의 행복'을 목표로 산다

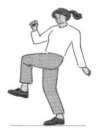

'세 줄 일기 쓰기'로 생활에 목표를 세우는 습관이 자리 잡았다면, 이제 그 목표를 한 단계 더 발전시켜보자.

처음에는 달성하기 쉬운 작은 목표에서 시작해 조금씩 더 큰 목표로 확장해가는 것이다. 어떠한 목표라도 상관없지만, 기본적으로 나 자신의 행복과 이익을 추구하기보다 다른 사람의 행복과 이익을 먼저 생각하는 마음가짐을 갖는 것이 중요하다. 자기 행복만 추구하다가는 결국 길이 막혀버린다. 행복의 범위가 자기 주변 이상으로 더 넓혀지지 않기 때문이다.

'모두의 행복'을 생각하면 마음이 넓어진다

반대로 '모두의 행복'을 목표로 살아가면 행복을 느끼는 범위가 넓어져서 '기쁘다', '즐겁다', '행복하다', '참 좋다'라고 느끼는 일이 점점 늘어간다. 이들 긍정적인 감정은 부교감신경을 활성화시켜 자율신경의 균형을 맞추고, 결과적으로 자신에게도 긍정적인 효과를 가져다준다. 이처럼 다른 사람의 행복을 함께 바라보며 살아가는 사람이야말로 진정한 인생의 성공자라고 생각한다. 나 자신도 이를 직접 체험했기에 자신 있게 말할 수 있다.

10년 전 처음으로 책을 출간했을 당시만 해도 일본에서 '자율신경의 중요성'을 이야기하는 사람은 거의 없었다. 하지만 몇 권의 책을 더 내는 동안 나뿐 아니라 여러 연구자와 의사들이 각자의 자리에서 자율신경의 중요성을 전하기 시작했다. 그 덕분에 지금은 많은 이들이 '자율신경'이라는 개념을 알고 건강의 핵심으로 이해하고 있다.

이 변화는 나 혼자의 힘으로 이룬 일이 아니라 많은 사람들이 함께 자율신경의 가치를 세상에 알린 덕분에 가능한 일이었다. 그래서 나는 지금도, 모든 사람의 건강과 행복이 곧 나 자신의 기쁨과 행복이라고 느낀다.

2000년 세계보건기구(WHO)가 '건강수명'을 제창했을 당시만 해도 '자율신경'이라는 단어는 대중에게 거의 알려지지 않았다. 하지만 이제는 많은 사람들이 그 의미를 이해하고 있으며, 일상 속에서 자율신경의 중요성을 실감하고 있다. "그동안 자율신경 연구에서 곁눈을 팔지 않고 힘써오길 잘했다"는 생각이 들었다.

'모두의 행복'을 목표로 살면 세상도 변화한다

'모두의 행복'을 생각하며 살아가면 자연스레 주변이 행복해지고, 그 행복이 다시 나에게 되돌아온다. 그런 마음으로 세운 목표는 단지 개인의 인생을 바꾸는 데 그치지 않고, 세상을 조금씩 더 좋은 방향으로 변화시키는 힘이 된다.

옮긴이의글

자율신경 균형을 잡는 것이 건강 회복의 첫걸음이다

    왠지 기분이 처지고 무엇을 해도 귀찮거나 짜증이 날 때가 있다. 두통, 어지럼증, 심장 두근거림, 어깨 결림 같은 증상이 함께 나타나기도 한다. 혹시 이런 상태를 겪고 있다면, 지금 자율신경의 균형이 흐트러져 있는 것이다.

    10여 년 전부터 서점가에 '자율신경'을 다룬 책들이 하나둘 등장하기 시작했다. 이 책의 저자는 그중에서도 일본에서 누적 판매 1200만 부를 돌파한 베스트셀러 작가이자, 준텐도 의과대학에서 30년 넘게 자율신경을 연구해온 명의(名醫)이다. 나 역시 번역가로서 수많은 건강서를 읽어왔지만, 이 책만큼 자율신경을 깊이 있고 구체적으로 설명한 책은 드물었다.

    자율신경은 우리 몸속 장기의 작용을 지휘하는 핵심이지

만, 막상 알고 보면 가장 이해하기 어려운 분야이기도 하다.

신경은 뇌와 신체 각 기관이 정보를 주고받는 통로이다. 그중에서도 자율신경계는 내장의 운동, 혈액의 흐름 등 생명 유지에 필수적인 기능을 관리하고 조절하는 역할을 맡고 있다. 자율신경은 크게 교감신경과 부교감신경으로 이루어져 있으며, 건강한 사람이라면 낮에는 교감신경이 활발히 작용해 활동을 유도하고 밤에는 부교감신경이 활성화되어 깊은 잠을 자게 한다.

하지만 피로가 쌓이거나, 생활습관이 불규칙하거나, 스트레스가 지속되면 이 두 신경의 균형이 무너진다. 그 결과 아침에는 쉽게 일어나지 못하고, 밤에는 잠들기 어렵고, 원인 모를 피로감이나 신체 이상이 반복되기 시작한다. 이처럼 흐트러진 자율신경의 균형을 되찾는 것이 곧 건강 회복의 첫걸음이다.

이 책은 자율신경이 우리 몸에서 어떤 역할을 하는지 살펴보고, 자율신경의 균형을 바로잡고 노화를 늦추는 데 도움이 되는 호흡법과 식생활, 생활습관을 제시한다. 이 습관들을 통해 몸과 마음이 함께 건강해지고 편안해지는 변화를 느껴보길 바란다.

배영진

옮긴이 _ 배영진

부산대학교를 졸업한 뒤 육군본부에서 통역장교(ROTC)로 복무하면서 번역의 매력을 처음 체험했다. 제대 후 삼성그룹에 입사해 23년간 일본 관련 업무를 맡았으며, 그중 10년은 일본 주재원으로 근무했다. 이 시기의 경험은 이후 번역가로 살아가는 데 큰 밑거름이 되었다.

삼성에서 중역으로 퇴임한 뒤에는 일본 전문 번역가로서 활동을 이어가고 있다. 단순히 글을 옮기는 데 그치지 않고, 독자에게 실제로 도움이 되는 다양한 분야의 건강·과학·생활서 번역을 통해 독자들의 삶을 더 풍요롭고 건강하게 만드는 것을 목표로 삼고 있다.

주요 역서로는 《장뇌력》, 《초간단 척추 컨디셔닝》, 《원인 모를 통증 & 불쾌 증상은 단단해진 장 때문이다》, 《단백질이 없으면 생명도 없다》, 《냉장고 속 음식이 우리 아이 뇌와 몸을 망친다》, 《고혈압 신상식》, 《암의 역습》, 《질병은 우리 몸에서 어떻게 시작될까》 등 다수가 있다.

노화 브레이크, 자율신경을 잡아라

초판 1쇄 인쇄 | 2025년 12월 1일
초판 1쇄 발행 | 2025년 12월 8일

지은이 | 고바야시 히로유키
펴낸이 | 강효림

편 집 | 곽도경
일러스트 | 주영란
표지디자인 | 최치영
내지디자인 | 주영란

종 이 | 한서지업㈜
인 쇄 | 한영문화사

펴낸곳 | 도서출판 전나무숲 檜林
출판등록 | 1994년 7월 15일·제10-1008호
주 소 | 10544 경기도 고양시 덕양구 으뜸로 130
　　　　위프라임트원타워 810호
전 화 | 02-322-7128
팩 스 | 02-325-0944
홈페이지 | www.firforest.co.kr
이메일 | forest@firforest.co.kr

ISBN | 979-11-93226-70-4 (13510)

* 책값은 뒤표지에 있습니다.
* 이 책에 실린 글과 사진의 무단 전재와 무단 복제를 금합니다.
* 잘못된 책은 구입하신 서점에서 바꿔드립니다.